养性的学问

陈开红 著

U0201046

中国中医药出版社

·北 京·

图书在版编目（CIP）数据

养性的学问／陈开红著. -- 北京 ：中国中医药出版社，2024.12

ISBN 978-7-5132-8581-0

Ⅰ.①养… Ⅱ.①陈… Ⅲ.①养生（中医）—通俗读物 Ⅳ.①R212-49

中国国家版本馆 CIP 数据核字（2023）第 231906 号

中国中医药出版社出版

北京经济技术开发区科创十三街 31 号院二区 8 号楼
邮政编码　100176
传真　010-64405721
北京盛通印刷股份有限公司印刷
各地新华书店经销

开本 880×1230　1/32　印张 7.5　字数 167 千字
2024 年 12 月第 1 版　2024 年 12 月第 1 次印刷
书号　ISBN 978-7-5132-8581-0

定价　49.00 元
网址　www.cptcm.com

服 务 热 线　010-64405510
购 书 热 线　010-89535836
维 权 打 假　010-64405753

微信服务号　zgzyycbs
微商城网址　https：//kdt.im/LIdUGr
官 方 微 博　http：//e.weibo.com/cptcm
天猫旗舰店网址　https：//zgzyycbs.tmall.com

如有印装质量问题请与本社出版部调换（010-64405510）
版权专有　侵权必究

序　言

——修身即养性

　　很早就关注了陈开红老师的公众号"曦星心 BUS"，每有新文章发表，我几乎都会在第一时间阅读并默默点赞。她总是笔耕不辍，文章更新很快，日积月累，已经出版了《养心的智慧》，新书《养性的学问》出版后，姊妹篇即成。

　　陈开红老师文笔细腻，心思敏感，写生活，写工作，写学习，写日常。质朴和秀雅的文字，总能给读者一种启迪，读完总是若有所思，感受不同的心境，心与境，心与物，是风动，还是幡动？在繁忙的工作、生活里，读到这些文字，我们不仅感到自己心底的一丝宁静和清凉，也看到了她的诗和远方！欲寻诗和远方，应先观照自己，回归当下，而自己和当下就在日常之中，这就是她每篇文章的平凡与不凡。

　　我是中医爱好者，也是中医从业者。中医所说的健康是涵盖了人们身与心的健康。自古以来，中国人就关注修身养性，"天命谓之性，率性谓之道"，儒家说的道是率性，顺着真性行事才是"道"，而要做到率性，我想应该先"养性"，养性最便捷的方法可能是"修身"。陈开红老师是专业中医出身，拥有多年医疗临床和管理经验，在她的文章中，处处不经意间都蕴含着中医的思维和智慧。即使没有学习过中医的读者，也定能从书里读到中医文化和思维，体悟中医修身和养性的智慧。

养性之道，也许就在我们的衣食住行中，但大家日用而不知，只觉日常而已。读了陈开红老师的书，脑海中会联想到季羡林先生的散文，看上去写的都是生活中、工作中的一些琐碎事，物由心转，心由物转。从书中的文字里，我们有时候能够轻灵地提炼到某句话，这句话就浮现在你脑海里，但是绝不是禅宗之棒喝，而是润物无声，清凉轻盈，如饮山泉水一般。

修心养性未必只在山水间，红尘炼心，心远地自偏。人的一生都在不断提升自己的审美，都在体验对美好的追求。养性的学问，教我们了解自己，和自己相处好了，自然会和世界消除二元对立，没有二元对立了，人也就率性了，就是仁者了。

当我们煮上一壶好茶，品着神奇的东方树叶，打开这本书，读着故事，仿佛我们也停下来观照自己，从生活中去体会点点滴滴。既可修身，又可养性，不亦乐乎！

当归中医学堂　李永明
2021 年 7 月 1 日

前　言

我的第一本书《修心的智慧》出版即将半年了，现在她的姊妹篇《养性的学问》也将与有缘人见面。不少读者问我：为什么写书？在如此繁忙的工作中，何来时间去写作？乍一问，似乎把我问住了，但是细想起来，写作的目的只有两个字：重生。也就是要在生活的岁月里，不断与命运合作，无论是喜悦和幸福，还是焦虑和痛苦，都要一边思考，一边领悟，一边梳理，在另一个起点重新开始。

我梦想做一个这样的女人，无论逆境顺境，都可以坚强而卓越。因为每个人生理上的生命只有一次，但思想的涅槃却是永恒的。当然，有些人终生不知道惆怅和抑郁的滋味，也有些人在忧郁和情感中迷失了自我，但更多的人希望拥有深刻的思想和充满哲学意味的生活，让他们可以在经历过疾病或者挫折后，有能力选择一条适合自己的生活道路，或者是一种自我疗愈的生存方式；即使他们不断地遭受坎坷和失落，也会欣然接受，依然保有宁静和自信。因为他们把问题看得透彻，就像一只破茧而出的蝴蝶，不断进阶，不断重生。

我以写作的方式来表达我深层的意象，写出那些自己想努力解决的问题，以及想脱离的苦楚，寻找这些黯淡背后的力量和光芒，以至于能够自然地不断领略到我们生活中随手触及的幸福和祥和。所以，每一个小小的故事、每一段平淡的语言，其实都是内心提炼后的纯粹和豁然痊愈的欣慰。或许是中医专业出身的人，"法于阴阳，和于数术"是中医人先天就有的思想文化基因。在当下熙熙攘攘的人群中，不乏为了取得进步而不惜一切代价的庸人，但我更欣赏和赞许那些懂得退步价值的智者。人有生长壮老已，物有生长化收藏，每一段人生经历都是一段周而复始的轮回，只是智慧会推动着你的思想和行为实现"螺旋式上升"和"曲折式前进"，是"道法自然"的返璞归真。只要你锤炼出坚定的信念和价值观，人生就不会有致命的毁灭和难以战胜的困境，因为你懂得了事物因参照而存在的深层意义，就不会用宝贵的生命和理想与极端的行为或者思想去一决高下。

我是一个普通的管理工作者，在《修心的智慧》一书的序言里，徐文兵老师已经介绍了我的平凡经历。我只不过做了自己的"表演家"，用自己的眼睛看到风景，用心体悟到故事，再用自己的随笔记录下来。但是，无意中，我也写给了所有的朋友，在激发自己的同时，也激发所有的有缘人，一起在人生路上充满精气神，保持昂扬的拼搏斗志，保持对自然和生命最深切的情感和敬畏，让精神世界更加完善和成熟，并具备在怡然和谐中长风破浪、直挂云帆的能力。

一花一世界，一叶一菩提，用心之处皆为生命的启示。我没有大把的时间用于写作，但这些日记式的记录，真实地表达了我借助花草树木、山水人玩所带来的人生思考，诠释了我内心力量逐渐强大的演变过程。

让生活在同一个时代的我们，从奋斗中获取心流，在独处中韬光养晦，重塑个性与生活。

陈开红

2021 年 6 月于北京

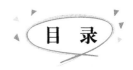

目　录

中医是一门人生的学问（一）

有一天，读书期间，突然想明白一件事：中医是传统文化的一只奇葩，中医不仅是养生、保健、治病的学问，她更是一门人生的学问。但博大精深，曲径通幽，一切都要源于你怎样去抽丝剥茧，从更深的层次领悟中医的脉络和本质。就像梅兰竹菊的赏心悦目和一盘炒韭菜的下饭实用，同是草本之物，功能却是各有不同：梅兰竹菊清雅淡泊，陶冶情操，修养人性品格；而蛋炒韭菜温中行气，益肝健脾，愉悦饭食之需。

有时候，人们抱怨好中医太少，好郎中不好找；抑或中医人自己也困惑，"急则治其标，缓则治其本"，明明辨证很清楚，疗效确实一般般。但跳出中医看中医，就会发现，历代中医名师都有悬壶济世之德，通晓诸经之功。如果读些传统文化的经典著作，比如《易经》《道德经》之类，再看看我们的《黄帝内经》……可能会恍然大悟，中医的阴阳五行是中华传统文化理论基础中最核心的内容，是中国哲学的精髓，非中医之医独享。药食针砭只不过是中医的器术之用，而道法溯源才是中医最具魅力之源。所以，名医观五官、五色、五味、五声就能看出你的喜怒哀乐、脏腑盛衰、气血荣亏，而不独为切脉之功；又如观其衣食住行、吃喝拉撒便知是否遵循自然界四时四季，风寒湿热，而不可一叶障目，只见树木不见森林。中医的观其外而知其内，辨其伪而求其真，等等的哲学思辨，绝不是匹夫浅尝辄止能够达到的境界。

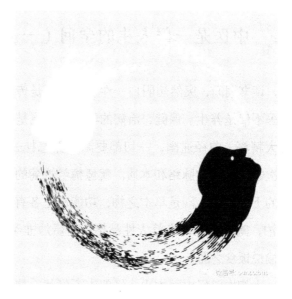

　　中医是中国传统文化的瑰宝，阴阳文化、五行之说是中华传统文化的基础理论，中医是一门充满古代圣贤智慧的东方哲学。简而言之，中医就是一幅动态的太极图。你看哈：无极生太极，"太极生两仪"，将万物皆由阴阳而论之，并且阴阳同时存在在一个事物变化之中，所谓"万物负阴而抱阳，冲气以为和""两仪生四象"，形成东西南北（青龙、白虎、朱雀、玄武，又为木、金、火、水）；"四象生八卦"，阴阳五行变化形成百态文化，皆在八卦之中（天、地、雷、风、水、火、山、泽）。所以，太极图很美，阴阳的消长增减，阴阳转化，能概括四季温热寒凉、昼夜魂魄意志、人体气机升降，等等的自然现象，更重要的是太极阴阳告诉我们如何顺应自然和社会的变化，在更高的境界上去认识生命的意义和坚守人生的态度，从而找到获取健康的那把钥匙。

第二次世界大战后，世界卫生组织（WHO）将健康要素由躯体健康加入了心理健康、与社会的适应能力，随着社会的发展和科技的进步，以及多元化结构的形成，世界卫生组织又将道德健康作为健康的要素。如果用洋葱来描绘它们的关系，四个要素是彼此不可分割的，但核心是道德健康，因其主导人们的思想和行为，是价值观起决定作用。躯体健康和心理健康相互影响，心理健康对躯体的健康影响更为显著；人与社会相处的良好状态是心理健康的表现形式，而道德健康是心理健康的基石。有道德的思想和行为为立人之本，快乐之源，健康之方。这就是一幅太极图：心理健康为阴，躯体健康为阳，阴阳相互制约转化，便带来了人体健康的发展趋势。我们在阴阳调和中，不断实现"心康体健"。好的心理状态，带来好的情绪，给他人以乐观豁达的享受，共享岁月静好，共创家和国泰，邦兴民安。

"人心惟危，道心惟微，惟精惟一，允执厥中"，古代先贤将道德功能作为治国修身的根本，如何做到善为持中，便是把握了人生阴阳之道法，医之道亦如此，这也是好医生行医的座右铭。所以，古人治病，先从心论治，舒缓情绪，启发心智，从善如流；其次会调饮食阴阳，指导起居有常；再次而行导引推拿，甚或针灸；最后才会考虑汤液丸散以药之。所以，好医生善心善为，首先牢记健康之源不是一时的体魄强健，而是在己先修身修心，之后方可传播一份健康的智慧，一股生命的力量。"上工治未病之病，中工治欲病之病，下工治已病之病"也是这个道理。

中医会告诉你：人生百年，基础不牢时，则潜龙勿用；功到垂成时，则恭谦维德。顺时要好为善为，逆时则韬光养晦。既要自强不息，也要厚德载物，这就是天地阴阳之道。一副好皮囊不如好思想，顺应自然四时，尊重生命规律，牢记为人之德，贵有自知之明，并尤其要记住：健康向心求。常人如有一副好心肠，合上一份好智慧，便得一份好健康。

中医通过告诉我们生命的规律和人生的道理，来指导我们的养生之法，求医之方，获得健康人生。

2018 年 8 月 24 日

中医是一门人生的学问（二）

有人说中医就是中国的医学，有人说中医是古代中医发祥地中原的医学，也有人说中医是中庸的医学，我更倾向于中庸的医道，因为中医维护健康讲究的是"调平守衡"，所谓"阴平阳秘，精神乃治"，更符合中华传统文脉。中医对健康最重要的贡献就是养生，其观点"圣人不治已病治未病，不治已乱治未乱，此之谓也"，现在称作"治未病"。

中医的养生从外（阳）遵循"天时、地利、人和"的"天地人三才合一"的整体观念：从内（阴）要深悟"内无眷慕之累，外无伸宦之形，此恬淡之世，邪不能深入也……故毒药不能治其内，针石不能治其外，故可移精祝由而已"（《素问·移精变气论》）的智慧点拨。如若外能顺应四时之变、四方之饮，动静相宜；内能安于不眷恋思慕名利、追逐官场得失，即便患病，也只需情绪疏导、调畅气机便可拒邪以外。长此以往，遵从初心，心安体健，百病不侵。由此可见，中医的养生可不仅是养身，更重要的是涵养精神，涵养生命的意义。

其实，做一名真正的好中医可不太容易。有位名中医告诉我一个医理：不是每一位病人都是可以疏导和针药的，医生也要明白"没有金刚钻，不揽瓷器活"，当自己修炼的功夫还不足以解决那些患者的心理问题或自我认知的偏差时，当另推高就，这也是医德。正如《素问·汤液醪醴论》"嗜欲无穷，而忧患不止，精气弛坏，营泣卫除，故神去之而病不愈也"，此类患者便不是一般医者能治的了，医体易，而医心难。所以，健康养生的关键便是养心，养心的关键是你怎样认识生命的过程，追求完美的人格操守，这便是个非常有意义的话题，超越了医疗本身的内涵，但又是医生的社会责任。

还是借用这一组五年的大数据分析一下：当前中国城镇居民心理健康状况调查结果表明 73.6% 的人处于心理亚健康状态，存在不同程度心理问题的人有 16.1%，而心理健康的人为 10.03%，数字是惊人的。这还是在我们已经反复强调并提倡多年的生物—心理—社会全方位心理健康的前提下。在当下，这个问题出在哪里？中医可以成为中国人最好的健康教育课，要从认识自己是一个中国人开始。中医首先要解决的问题就是崇尚什么样的精神生活，比如：如何用利他之心支撑宽容善良，用奉献之爱表达家国情怀；如何"穷则独善其身，达则兼济天下"，营造好自己的心灵家园……便可"虚邪贼风，避之有时，恬淡虚无，真气从之，精神内守，病安从来。是以志闲而少欲，心安而不惧，形劳而不倦，气从以顺，各从其欲，皆得所愿"（《素问·上古天真论》），解决好内心的冲突是最终解决健康问题的第一把钥匙。

养生先养心，养心先养德。有一次，我在社区讲中国传统文化的健康教育课，当讲到传统文化对于健康养生的观念时，大家对于中医的保健思想有着天然的亲和力和理解力，最终如何创造和谐的内心环境和家人、邻里的关系，如何保持良好的心态却成为了讨论的主题，至于中医慢病防控的方略便是拾来可用的事了。

谈到养身之法，最应知道的就是顺应四时变化，调节好饮食起居。随着健康教育的普及和中医药事业的繁荣，无论从网络、纸媒，还是教室，不同渠道来源的养生知识已经完全满足了居民的需求，只是养身莫忘因时、因人、因地而异。中医养生是个性化辨证施方，既要"天人合一"，也要"天人有别"，根据个人体质偏好，养生方法也有所不同。生活在南方和生活在北方的饮食调适也有很大的差别。24节气规律的发现起自农耕文化，故而在中原一带较为分明，但在西北西南等边远地区则不尽然，只是不离五行、五时、五方、五味、五色、五声、七情的生克变化。犹如人生百态，都需思而明辨，不可一味效仿。

2018 年 8 月 26 日

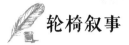 轮椅叙事

我是把轮椅，投胎到这门里半月有余。

那天，我被主人从箱子里取出来，四个轮子一着地，就似乎有了生命力，像初生的孩子，第一次遇见的父母就是缘，就是家，没得选择，最好的表达就是喜欢和敬爱，并带着感恩和喜悦。

我的四个轮子很灵活，看来主人很满意，房子的空间不大，主人用双手推动我的后轮，带着我不断地从客厅到卧室，从卧室到书房，总之，随着主人的意愿，不出几天，我熟悉了所有的空间。

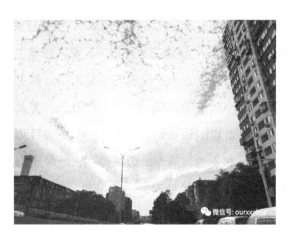

听说今年的北京有了秋天的感觉，秋高气爽，蓝天白云，清凉的风像是被一双无形的手控制一般，轻柔地一阵阵飘过，不温不燥，撩拨喜悦；知了的鸣叫声居然在这半个月里逐渐地变得弱小了，似乎在告诉人们：惜秋啊，光阴如梭，一秋一生息。

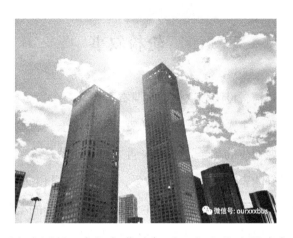

　　每天下班晚饭后，广场舞曲响起时，主人的孩子或家人，推着我，载着我的主人，欢快地出门，上电梯，出电梯，过坡道，将我和主人推到院子里，按主人的说法叫"放风"，主人还说："原来坐轮椅却是另外一种享受。"傍晚的天空很美，家人推着主人先绕小区的道路走一圈，然后驻立在小区门前的小花园里，和主人一家看宠物狗们的跳跃，看小孩子们嬉戏，看老人们锻炼，看大树枝叶的摇摆。偶尔听主人一家也闲话几句人是人非，但更多目睹的是主人从内心洋溢出的平静和安逸，或许是因祸得福，就像硬币的两面同时存在，主人在不知疲倦地忙碌时，心亦劳倦；一旦落座在我身上，便身静心也静。

　　主人休息的那些天，孩子休假照顾母亲，每次孩子推着我和主人出去透气的时候，大家会青春一把，孩子顺着楼门的坡道，顽皮地弯道提速，大家开心地大笑，顿时风舞起，心飞翔，有点"春风得意马蹄疾，一日看尽长安花"的意思，哈哈，我把生命快乐注入轮子灵活地转动中，我身体的支架也随之惯性地摇摆，因此，我所有的零件都在把控着每一个"关节",并接受作为轮椅能力的检验。

主人是我亲密相处的伙伴。这周主人白天上班,开始忙碌了,但回到家里依然与我相伴。今天有风,不能外出亲近自然了,主人又和我静静地停坐在阳台的窗前,一起感觉夜晚的静谧;一起观秋风挑逗着树梢,不断地嬉笑打闹;一起看看傍晚的漫天云海,似波浪般簇拥依偎。被窗外带走了的时光,内心便会格外地安静,正如不能支配双足的日子,恰好能不由自主地、畅快地审视一番流年得失。

主人对孩子说,忙是一件好事,证明你还有用,忙中偷闲的日子是最有意思的,那种闲暇就像偶尔有坐轮椅的日子。所以,我是轮椅,当我负重时,就是我的宿命,一旦释重,便没有了存在的意义。轮椅也有寿命,也需要保养,这是规律,万事万物皆如此这般。

先贤有言,"天道忌满",所以有了满则受损,亢龙有悔;"人道忌全",所以可以留有余地,学会放下。作为轮椅,承载主人的喜怒哀乐,这是不求回报的付出,就是幸福的滋味。

2018 年 9 月 8 日

🖋 中医是一门人生的学问(三)

了解中医,学会利用中医为自己的生命服务。中医和现代医学的区别是经常被争论的话题,要弄明白,首先要了解东方文化和西方文化的区别。记得有一次,一个同事看着我说。你看上去满血复活了,当时我还没有理解是什么意思,后来通过学习中医,才知道中医和现代医学的区别恰恰是源于东方文化和西方文化的区别。用不太深刻的理解，浅谈略知的一点认识。东方文化讲究的是气文化，而西方文化讲究的是血文化。为此我专门看了几部关于吸血鬼的美国故事片，血是西方文化的基础，即所谓血文化，而东方医学是气文化，一阴一阳。

用阴阳五行来说，东方属木，木喜条达向上，属于阳；西方金，喜萧杀肃降，属阴，有时候我会跟周围的同事们开玩笑，你看，我们的电视剧大都以化干戈为玉帛，喜笑颜开团圆作为电视剧的结尾，但西方的作品，比如哈姆雷特，《罗密欧与朱丽叶》却多以悲剧而结尾。我们用中国文脉来讲，中国人喜欢持中和合，刚柔相济；西方人则易喜怒于色，冲动决绝。中国文字是图符，一字一幅画，一撇一捺则为人，看"哭"似哭，见"笑"想笑，其意自现；西方文字是功能，字母组成序，指定其义。中国人是阴阳抽象思维，讲一生二，二生三，三生万物，无穷尽也；西方人擅长逻辑思维，讲一分为二，二分为四，四分为八，以此类推；东方人阅君子喜其温润如玉，赏女子悦其娴淑端庄，西方人观男子求其强悍正义，慕女子崇其外向直接；东方人喜好佩戴翡翠脂玉，西方人酷爱钻石亮丽分明。所以东方医学一人一药方，西方医学是一群人吃一种药。有研究证明："事实上，中药就是疏通经络来治病的，这与西药用直接杀死病变细胞的药理有着根本的不同……要想真正地从根本上消除疾病，必须改变细胞所依赖生存的组织液环境，即整体的管理。"相信中医的科学性会越来越显现出来。

中医是通过提高正气，类似于西医的机体免疫力，来战胜疾病，或者叫祛邪外出，不会对其他正常的机体带来损害；现代医学能精准地直达病所，但也会对机体的内环境带来影响。中医的病因学，认为正气不足是致病的关键，所以，养生便尤为重要，而养生的关键又是养心，喜怒忧思悲恐惊七情有度，气血通畅，心安不惧，病从何来？哈哈，九九归一，养神护气，"思无邪"，便得美好人生。养生在中医被赋予了涵养生命的意义。

记得有一次出差，我在机场商店里看到了一家门帘"沉香大智慧"，也联想到在东岳庙会香道展里的沉香制品。沉香是一味中药，辛温、微苦，入脾胃、肾经，除有温胃散寒，理气止痛，

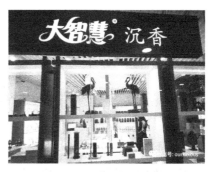

补肾纳气，燥湿的功效外，既能提神醒脑，又能安神定惊，双向调节。沉香是沉香木经过腐烂、腐败、受伤后的沉香木的分泌物，被认为是经历苦难，脱胎换骨，化腐朽为神奇而成就生命的过程。其辛窜之气能够助力气化运行，穿透血脑屏障，沟通天地，和于大自然阴阳五行，而产生宁神静心、承载生命的作用。人生就要像沉香一样，敢于否定自己，接受新的生命；敢于面对生命的修行修炼，去挖掘人生最深层最深刻的所在，摆脱痛苦之后的沉香，便达到了新的境界。所以有了沉香香、沉香茶、沉香饰品、沉香香囊，等等，有沉香相伴，人便安静下来，唤醒内心深处的觉知。

药食同源，中医就在我们每个人的日常生活之中。香道、花道、茶道等等，无不是中医药的深刻内涵。正如沉香，承载的是道，用我们的身体承载生命，生命承载文化，文化承载思想和灵魂。"沉香

作庭燎，甲煎粉相和；岂若炷微火，萦烟嫋清歌。"（苏轼《和陶拟古九首》）

中国人有自己的文化基因，中医能帮助我们实现"身、心、灵"的和谐统一。中医作为医术的那一部分仅仅是冰山一角。我们中医人的中医思维能力和心性便是决定自己是"上医、中医、下医"的重要因素。

2018 年 9 月 17 日

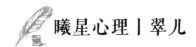

曦星心理丨翠儿

七月流火，天气一步步转凉。在这深秋霜降前后，大自然进入秋眠，恰如人生过半也入秋，但能在秋天里遇见了翠儿，就像人生又遇到了春天。心在春天哪有秋慌？

很幸运，能小病大养；很幸运，和小翠一起"生活"段日子。大夫们说小翠护士没结婚的时候更像一个瓷娃娃。虽然不知道以前是啥样，但现在有了二胎，又正值哺乳期的翠儿依然是肤色白里透红，脸庞圆润光泽，平时少言低语，双眸和缓亲切。翠儿个子不高，形体稍胖，但不失匀称得体，做起事来，步履踏实稳健，勤快利索，有条不紊，不急不缓，给人以踏实可信的安逸。

北京今秋是美好的，风儿时常会清扫天宇，阳光总是炽烈的，透过窗户的时候温暖从外到里，那真是个通透，养了阳气，愉悦了心灵。闲暇时，沐浴着阳光，听翠儿聊着她家乡二十多亩宅基地里的花果草木和老宅子的清净，偶有朋友发我一篇冯唐的微信文章"撩主题咖啡馆开业了，等你来撩……"刹那间画面的反差，有种恍若隔世的感觉。

一种是脚踏实地的实实在在；一种是仰望星空的迷彩梦想。

翠儿说的是霜降后太阳斜照下的田园农庄：有银杏树飘落着黄灿灿的叶子，惊艳了周围的世界，却也展示着最后的辉煌；有慢坡上的核桃林高低错落，枝叶泛黄，躯干抖动，熟透的核桃都不得已告别了树的挽留，落地终结一生；有满地褐色的栗子，只待碾入泥土化作尘；还有玉米秸、黄瓜藤、豆角架子地瓜根，这些霜降后的生命便不再开花结果，应了一个"顺"字。看着翠儿脸上洋溢的满足和自信，煽起了我的满心欢喜。

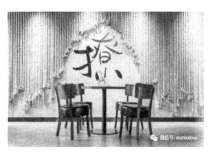

我也喜欢咖啡，并不是咖啡本身的作用，而是和"茶"一样的内涵延伸。"撩"咖啡可以带来一个充满现代气息的文化之旅。是的，高阶的咖啡馆里，会有怀揣着金点子的城市精英，在那里碰撞思维，对接资源，虽然只是一杯姓"撩"的咖啡，但可以"撩"得天翻地覆，"撩"出个世界来。当然也可能"撩"过之后的岁月依旧脱不了清寂，但也可能许多的梦想由此而展翅飞翔。

话说回来，翠儿的世界是平实的，是我们普通人更加能够触手可及的生动。翠儿的父母在宅基地上种植生命，不用化肥和农药，自给自足，福泽子孙，不失初心，和谐共生。说的就是翠儿，给人以柔和舒适，达到恰到好处的照顾和帮助，滋养身心。

不管平庸还是卓越，都保持善良和努力！就像戈壁滩上的向日葵……

2018 年 11 月 1 日

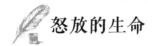 怒放的生命

我想要怒放的生命，在这秋天，走在铺满银杏叶的路上，就像激活了秋凉里生命的活力。

总是低头忙碌，进进出出，居然不知道什么时候，院子里的银杏叶已经飘落，树上的，地下的，满目金黄，保洁员不停地移走落叶，但树上的叶子还是不停地扑向地面，或者飘落在路边车辆上，就像点缀的花絮。哦，院子里的落叶是来不及干枯败，就被清扫了，所以地上还都是充满能量、透着光泽的生命。在这般深秋的短暂的尾声中，银杏叶依然怒放光彩，让我能想到的便是这首歌：我想要怒放的生命。于是乎我原谅了我自己因为小恙而有所颓废的状态。

我想要怒放的生命，走进洒满阳光的办公室，看着办公桌上一朵朵莲花般的柚子皮，闻着满屋子里的清香，陶醉在爱的暖意里。

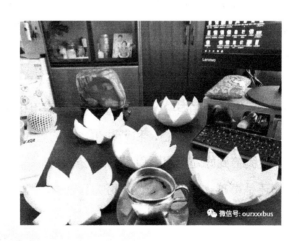

微信号: ourxxxbus

　　楼道里通常是安静的，今天也一样，不用探究，就知道大家或是在自己的电脑前"造字"，或者不知道在哪个会议室议事，或者外出开会，总之，公务员的工作很少会有嬉笑的热闹景象。同事帮我打开办公室，让我着实吃了一惊，桌面上、台面上都摆放着花瓣形的柚子皮，扑鼻的橘香提神醒脑，疏肝理气。我问同事哪里来的这么多的柚子皮，同事说是办公室借调的姑娘在水果店要来的，不要钱。现磨一杯清咖啡，一股股暖意从上而下，贯通我的全身，其实就是这样一些小小不言的关心构筑了大爱，激励着你前行，似乎暗示我，你可以喘口气，但不要停顿，因为每个人只会被自己抛弃。无言的帮助更有力量。

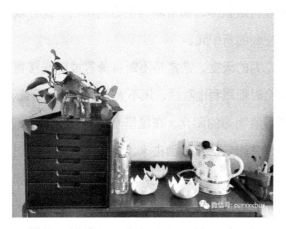

　　我想要怒放的生命。不分季节，不分物种，不分年龄，每一种生命、每一个阶段都可以绽放异彩。从此我要"不接触冰凉坚韧的东西，不释放刺破和穿透的东西，不说硬气和伤害的话，不摆冷酷和凄美的姿势"，就这样和大家一起努力，充满生机和活力地走过这已经不太长的职业生涯。这样才踏实又暖和。

像秋天里的向日葵，籽粒饱满，花盘厚重，从不放弃对夕阳的追随……

2018 年 11 月 9 日

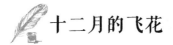 十二月的飞花

"十二月就是这样的月份，在生命弧度的底部"，今年的十二月好像是把弧度的底部拉长了一般，总在探寻，总有些走不出底部的感觉。所以，脑海里总在盼着有一场雪漫漫地飘来，即便是稍纵即逝地略过，也能刷新空气，带来些不一样的清新，并唤醒略带昏蒙的身心，再度抖擞精神，领悟新的生命的物语。或许就像触底反弹一样，翘起生命的新纪元。

京城十二月的天空，常常是不断有薄雾或阴霾滞留，好在冬天的西北风总会时而犀利地吹过，风不大不小，时间不长不短，所以，总有些日子看着明媚的阳光，在屋里享受冬日的暖阳，是那种就想闭上眼睛，任凭阳光从窗外洒进来，直接照进你的心里，融化你内心所有困惑和迷茫的冰寒，赶走你脑海里囤积的怯懦和懈怠。但我知道，每年京城的雪都无比珍贵，犹如细碎的雪花银子，如果不及时地发现和欣赏，她转瞬就被大地没收殆尽了，是啊，美好希望就像闻到一束香水百合的味道。

我便是在体会这一切的感受。伏案工作的时间多了，同样的工作职能已经有了不一样的内涵，变化总是最普遍的规律。开始有种感觉，是顺应着公务要求我在变，后来似乎觉着其实是事物顺着我

在变。因为只有认知变了，才会知道事物的真实内在，其实我们每一个人都在寻找理解，寻找朋友，最终寻找内心的最优体验。"喜欢独居的人，不是野兽就是神"，学会和同类一起分享喜怒哀乐而创造"群龙无首"之吉，就犹如谁也逃不过一切的生命走到底部而必然渴望登高望远。

秋天的时候，我又搬了办公室，从二楼到了四楼，虽然面积小了，但阳光更加灿烂。马蹄莲依然花苞累累，看来又是一个绽放的冬天，花盆很小，孕育的生命却如此的强大，谁敢说这马蹄莲的格局小，价值低？她就是敢和季节叫板，就是敢创造一个不是灰蒙蒙的冬天。还有这盆绿萝，在二楼时已是完成了对整个窗户的攀援，因为搬办公室，我索性将其从根部剪断，搬了上来，不承想，根部的新芽居然这般狂野，不足三个月，又继承了"父辈"的习性，沿着同样的足迹，完成了"幼儿"阶段的生长。尤其是不知什么时候跌落在盆里的肉肉和马蹄莲残瓣，居然也跟风而上，毫不逊色地茁壮，那个绿呦，真是没得说，而且小小的马蹄莲瓣居然也有了花蕾，一盆花里三种植物一起壮大，一起"握手"，只会让为人的我觉得自己汗颜，哈哈……

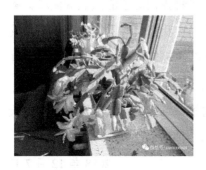
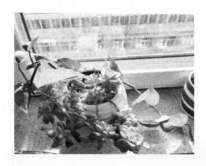

生何处不飞花？其实胜利者是一无所获的。我喜欢看台湾教授曾仕强讲《易经》的书，可惜近期老人家仙逝了。乾坤之道，万物之律，为人者，当自强不息和厚德载物缺一不可，且不可偏颇；运势当顺其自然，但还要善用自然。记得有本书中说"人生就是冰与火之歌"，没有实力作为的人就谈不上从善如流。要在十二月生命弧度的底部不断地控制自己的意识，不断地觉醒和思想。

今天倍感疲倦，下班回到家里便和衣先躺在床上小憩。孩子也难得能按时下班回家，但提了一兜书，兴致勃勃，一脸的满足和笑意，我问他哪来的满脸的"十二月的阳光"？他说：今天去了作家止

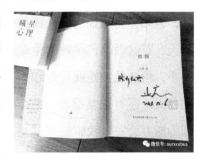

庵的家，把所有的止庵的藏书都让他签了名，聊得很 happy，哈哈。于是我顿时也被这愉悦的情绪所感染。尤其是孩子拿出《惜别》这本书，说是送给我的，止庵老师签了名，这着实让我感动。急不可待地粗读了起来，原来是母子情深的回忆之作，真实而感人，寓意厚重，是母子真诚和爱的"时光记忆"，足以感动我 2018 年 12 月的日子。孩子的有心之举似乎也在传递着我们母子的点点滴滴和许多需要珍惜的相伴，也唤起了那些镌刻在我记忆里的生动故事，尤其是在这个十二月的弧线的底部。所以我轻轻地拥抱了我的孩子，并吻了一下他的脸颊，这可能比苍白的语言要释怀很多。

我似乎已经"看"到了京城的第一场雪啦，欢呼雀跃着穿过天际，清凉滋润，融化在我的心田里，并吟诵着一首春天的歌……

2018 年 12 月 7 日

快乐是一剂良药

在超市里，我用微信语音告诉儿子，给他买了可乐口味的薯片，转身去收银台付账，突然大笑，笑意似乎打通了各路经络，顿时有了一股从内到外的敞亮。因为结账时发现是单身狗粮薯片，想说宠物都有薯片吃了？它们的生活也这么的幸福哈！似乎画面上的沙皮狗好像在嘟囔着：呵呵，我有那么滑稽吗？

哈哈，赶紧去放回原处，但一看是和孩子吃的薯片放在一起的，哈哈，原来还是人吃的食品。只是这两天一想起此事便一直想乐，应该说是无意中的自娱自乐。

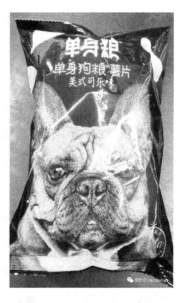

时代在变，诸多的生态在变，好像内心对轻松和喜悦的渴望变得更加强烈。一早开车上班，走到某路段，突然车行不动了，远远地看着车在绕行，走到跟前了，发现是一辆白色的宝马斜停在道路上，旁边还有一辆斜歪歪的快递小车，顺着大家的目光望去，路边的草丛里，司机和快递小哥正打得"热闹"。大家急着上班，我也在车上，没有劝架的，从宝马小伙的肢体语言，似乎可以看出年轻气盛，直到快递小哥被压在身下，我看到了一张苍白无奈的脸。时间从来不会停步，但时间的推移可以让心情变得复杂而低沉。宝马小伙穿着大方，面相周正，如果不挥拳头，一定是很有亲和力的。北京今年的冬天风很大，天很冷，躁动依然不减。车载收音机里，"大明的脱口秀"继续进行，但我却似乎有些高兴不起来……

在家里常常嘱咐孩子，遇事不要急，千万别动手，打人的和被打的都不会舒坦，打人的会被良知责备，被打的会内心堆积仇恨，冲动是魔鬼。新时代，核心价值观在不断回归，谦和礼让，助弱利他的和谐氛围其实也很普遍，我想宝马小哥事后也会后悔自己的年轻气盛，一时得了面子，却伤了里子。

"一叶落知天下秋"。有时候，和同事聊天，现在所谓的坏人、恶人少了，但垃圾人剧增。垃圾人的负能量集中在怨天尤人，抱怨社会，似乎所有的人和事都对不起自己，凡事都应该符合自己的愿望和想法，稍有不顺则怨声载道，情绪低落，把身边的人作为了发泄不良情绪的出口，说话咄咄逼人。垃圾人不懂得阳光总在风雨后，所以如果你的身边有垃圾人，离远点，心里没有阳光的人，就不会温暖他人，垃圾人只有自己救自己，寄希望于有一天的顿悟。垃圾人比宝马小伙的冲动更加可怕，那是一种持续的负面的心理感受。

快乐是一剂良药，东方最早的治疗方法是音乐，快乐或者说正能量是健康的基础。兴趣是入门之本，尽量做自己喜欢的事，吸引一群充满激情的朋友，多读修身修心之书，提高修养的及格线。

哈哈，培养好的心态，吃片狗粮薯片也像吃了咪咪虾条，就当自己给自己开了个玩笑。

2018 年 12 月 12 日

儿时点滴事

年龄大了，常常想起小时候的事情。尤其是前一段时间，有时候一个人躺在病床上，满脑子的回忆，最清晰的还是懂事后的儿童时的那段时光，觉得很幸福。

小的时候我们生活在新疆阿尔泰北屯那个地方，是兵团农十师的师部所在地。但在师部周围方圆几十里甚至几百里都有团场，团场种了很多的田地。一般是种着粮食。在田间地头，会有苜蓿、马齿苋、蒲公英等野菜，还有各式各样的野花，虽然经常被蚊子叮咬，但夏天田间的草香味和野蜂的嗡嗡声，现在想起来，内心都无比的喜悦。

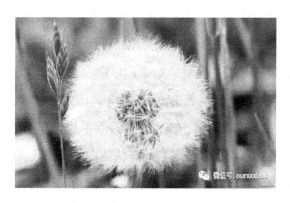

那时候，我有一个好朋友，我们两家住在同一排平房，她家在东头，我家在中间，每家房子都有院子，我家主要种了各类花卉，其中漂亮的牵牛花顺着架子能爬到房顶上去；她家种了不少蔬菜，而且还有一口井。每天下学后，我们俩都会拿上袋子，一起去田里

拔野菜，和饲料搅拌在一起，喂鸡鸭。那时候，每家都养着一些牲畜，为了解决供给不足的问题。两个小女孩一边拔野菜，一边毫无猜忌地相互倾诉心声，有快乐的事，也有不满的事，甚至有时会议论自己的家人，尤其是父母有无偏心的问题，当然更多的是嘻嘻哈哈地追蜻蜓和扑蚂蚱。这个时代的孩子，自由接触大自然的机会少了很多，尤其是大城市里的孩子们。

在医院接受治疗的时候，听小翠说到小时候在家乡农村的孩童时光时，我都会禁不住地也想起我小时候玩的项目和一起玩耍的小伙伴。给我治疗的大夫和护士有时经常问我，小的时候是不是学习很好，我说是的，但是我小的时候也非常淘气的，虽然是个女孩子，但是玩起来也是格外地忘我，非常的活跃。那时候能玩的东西很简单，打沙包、翻三角、跳绳、摸羊拐、踢毽子、打嘎嘎，当然，最喜欢的是父亲打牛，他用机床车出的金属"牛"是最能让我显摆的，每次抽着牛，在冰上转速快，但又稳，小伙伴们特别羡慕，有时想想，是父亲助长了我的个性，姐弟们好像没有得到过这么精致的、独有的玩具。我还喜欢变着法骑着自行车，比如：利用小路的坡度，然后双脚往后一蹬就站到车座上，然后双手放开车把子，站起来，双手平伸，保持平衡，享受着自行车快速向前自由飞奔的感觉，以及自我得意忘形的骄傲。那些看起来刺激风险的玩法，在当年却是我最为得心应手的把戏。虽然昨日不能重现了，但儿时的经历为我心智的成长提供了难得的营养。

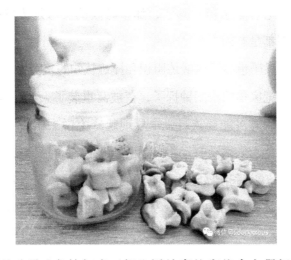

　　淘气的孩子难免挨打多，但生活处事的底线会守得好。小弟弟出生的时候，我六岁。小弟弟从小就不爱哭闹，长得白净，大眼睛，圆脸盘，是妈妈的心头肉，也是唯一没有离开过父母，一直在父母身边长大的孩子。那时候，我记得最清楚的场景是妈妈半躺在床上，把小弟弟放在妈妈的肚子上坐着，拉着弟弟的手晃着说"心肝、宝贝、肉肉"，我们姊妹在旁边看着，其乐融融。有一次，妈妈让我照看一会儿弟弟，有事出去了，我抱着褙褓中的弟弟有些吃力，就顺手把他放在吃饭的小方桌上，逗他玩。这时，有小朋友们找我玩，贪玩的心上来了，怎么办？看弟弟还是挺老实的，我就心想耍一会儿就回来，他应该不会摔下来，那个年龄的孩子，一玩就把看弟弟的事忘脑后了，等一刹那想起来的时候，已经过了不少时间，拔腿往家跑，一进门，见妈妈抱着弟弟，一脸的愤怒，见到我就像被火燎了一下，那是我记忆犹新的一次挨打，知道自己错了，答应的事应该做好，但由此很嫉妒小弟弟，觉着父母偏心的想法一直心存很多年。其实，那个时候的父母是传统的，重男轻女的思想都是有的。

淘气的孩子也多了些锻炼胆识和提炼认知的机会。大概是二年级的事，我把家里的小闹钟拆了，在被窝里装了大半宿也没装上，这下可好，想着可能要挨打，早早地起床上学去了，下学回到家里，察言观色，似乎没有动静，看看慈眉善目的父亲，他笑眯眯地说没关系，以后别做自己干不了的事。是哦，我当时打开钟表才知道里面是多精巧和复杂，从那之后，我就潜意识地知道了做事的分寸。

淘气的孩子也有讨喜的一面。在我们四个孩子的成长过程中，听得最多的家训就是父亲的口头禅，"学好数理化，走遍天下都不怕"，20世纪70年代初、中期，身边的不少家长都不太关注孩子的学习，但我父母对我的要求还是很严的。那时候的商品供给并不丰富，许多食品都是凭票供应，父亲为了鼓励我学习，有一次用一元钱买了十颗没有糖纸包着的古焦糖，褐色圆的，说如果我学习一天就奖励我吃，我那时的感觉真是太好吃了，糖吃得很爽，但人却没有坐够一天。想来爸爸是看出了我有点学习的潜质，才舍得用当时的一元钱挑动我的学习兴趣。在这方面，我的父母是伟大的，当我支着头听外面小朋友们玩耍的声音时，爸爸正把家里上学的孩子圈在家学习代数，自己也煞有其事地拿个本子，写上自己的名字，也做上几道有理数题。所以，之后四个孩子都给他们挣了脸面，没有让他们为孩子日后的生计发愁，老来反而得到了乌鸦反哺的知足。

阴阳和，万物生，父母安，家庭兴。父母年迈了，都患了脑卒中、糖尿病等多种慢性病，但依然坚强自信，关注子女的生活和工作，当然，有时也会有些小脾气，但瑕不掩瑜，我家好学上进、勤俭持家、务实真诚的家风会一直延续下去。

2018 年 12 月 15 日

七彩云南一杯茶

"我想与你喝茶。因为我想和最真实的你相处，见过太多面具与虚伪，与你相交不想太累；我想和最平静的你相处，经历太多冲动与浮躁，与你相交不想太急；我想和最善良的你相处，感受太多流言与恶意，与你相交不想太怕。"

"你"就是我的那杯茶！

我在微信圈里读到云南朋友转发的一篇文章，看到了这段话，就像"半亩方塘一鉴开，天光云影共徘徊"，知上，知止，知正，"能进、能退、能守"的寓意便在这一杯清香厚重的普洱茶里，体会茶的"韵味"。

一杯陈香回甘普洱茶，源于适宜的气温和养分丰富的土壤长出的茶叶，千年古树茶更是如此，所以好茶的种植基础要好，再加上人工发酵和加工，方能成为"茶中之茶"，让人回味无穷。

茶如人生，知上而能进。"洁性不可污，为饮涤尘烦。此物信灵味，本自出山原"。从小，父母总教我做人要厚道，要知道吃亏是福，做事要坦坦荡荡，勇往直前，但缺少了对社会构成的复杂性和人性表现形式多样性的教育。或许是家人不自信，担心孩子们如果开始就用多重的视角去看待和分析事物，未免失去了自我成长的真实感受，所以，年轻的时候跌跌撞撞地面对生活和工作中的多元性时，内心受到的冲击和反应的确会更加强烈。但是，这样很好，在没有预刺激的前提下，对遭遇的负面情绪事件会有更深刻的反省和检讨，初心不变，便总能抗跌，像和"你"的这杯茶，在沉静中体会纯粹的付出和努力后的欣慰，同时，以一杯熟茶的温养，领悟勃勃向上的力量。

茶如人生，知止而能退。"一碗清茶，解解解元之渴；七弦妙曲，乐乐乐师之音"，隐居琴师一杯茶，洞穿人间千千事。

互联网又要提速了，似乎生活中又要增加很多的内容。越是势头好的时候，越要懂得低调做人，高调做事，"内心有一点自卑的人，反而能走得更远"；时机环境变了的时候，更要懂得急流勇退，退出的是时事，得到的是内心的重生。家里有一缸鱼，水草翠绿，先前有一种鱼，我也不知道叫什么名，但不久就消失了，大概是水的环境不适合它的美丽，活下来的品种怡然自乐。有几条小黄鱼，以吞噬水草之污垢而生存，每每静静地卧在水草叶上，不争不抢，静观来来去去，落得清净悠闲。就像和"你"的这杯茶，品出个子丑寅卯，既顺其自然，而又不听其自然。张开拳头，"蜷卧"在手心的沙子才是属于你的"黄金"。

茶如人生，知正而能守。茶"夜后邀陪明月，晨前独对朝霞。洗尽古今人不倦，将知醉后岂堪夸"，守正慎独，胸怀坦荡，无论进退，初心不变。一杯普洱清茶，洗泡不可短了工序，取材不可欠了质量，自始至终，地久天长。人生终有起伏跌宕，即使遭"覆巢之下，安有完卵"的境遇，也不必轻言妄言，清者自清，浊者自浊，千万不要轻信"你若盛开，蝴蝶自来"，因为道德的起伏线也会随着身处环境的变化而不同，哈哈，就像和"你"的这杯茶，清香四溢，荡涤肝肠。改变不了的是态势，能够改变的是心情，知足而已……

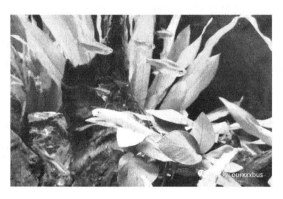

"你"就是我的那杯茶，那杯普洱茶。只求付出，不图回报；只有付出，没有回报；但只要付出，必有回报！能量可以转化，但必定守恒。最终只需一杯茶间的平静和自如……

"你"就是我心中的朋友，可以一直"读"下去……

2018 年 12 月 16 日

破而始立话冬至

"冬至阳气起，君道长，故贺……"，冬至了，我还是从朋友圈里看到了迷彩的冬至图才知道。想来，不知不觉地晃过了很多的节气了，日子其实还是那样地不紧不慢，只是我自己过得太粗糙，忘记了去关注日子，也忘记了分享身边还有朋友们带来的美好时光。

今年是狗年，我的属相犯太岁，好像还真是诸事不利，从五运六气的角度科学分析，还是很有道理的。不破不立，冬至到了，我很开心，阳气萌动，一年的下一个循环来了。去厚朴中医闻闻艾香，品几口透亮的红茶，站一会儿桩，那叫一个舒坦，暂时忘记一切的伤痛和记挂，回归真空一般的自我。

突然感觉冬至的阳气缓缓从我的脚下跳动着上行，经过下丹田便无拘无束地进入了我的中丹田，刹那间，有一种力量撕去了我的"外衣"，没有了身份，没有了责任，没有了所有的束缚，那种真实的自我让我无比的轻松和自在。心在笑，气血在自由地流淌，毫无羁绊，游戏着我每一寸肌肤，每一个脏腑，经络的体液滋养着那些疲劳干枯的经脉，细细的汗珠不再害羞，走出毛孔，带出所有的"垃圾"，把原来的我还给了我。

冬至前的京城，"窗子被阳光突然撞响，多么干脆的阳光呀，仿佛你一生不可多得的喜悦"，但是屋外却是寒风凛冽，直接咀嚼你的头皮，屋外的阳光就突然变得薄而又薄，甚至体感已经找不到存在。就像人生的许多经历，体会过纯粹的善良和爱，也品尝了善良和宽容被践踏和利用的无奈和悲哀。今年这个戊戌年哦，不管你未来将选择宁为玉碎，不为瓦全，还是韬光养晦，择时搏击，甚或退避三舍，桃源会友，到了冬至，就都要重阴必阳，有个小憩了。

"一九二九不出手，三九四九冰上走，五九六九沿河看柳，七九河开八九雁来，九九加一九，耕牛遍地走"。阳气慢慢地升，寒冷就要过去，只等破冰动土，笑看河边插柳。"冬至前后，君子安身静体，百官绝事"，对所有的人和事都要好好总结思考，好好分析检讨，内动而外静，待除夕驾临，封存所有的过往，向前迎着猪年而去。

"当蜘蛛网无情地查封了我的炉，当灰烬的余烟叹息着贫困的悲哀，我依然固执地铺平失望的灰烬，用美丽的雪花写下：相信未来"。

孩子说：就享受一下周末冬至里难得的慵懒吧！

2018 年 12 月 23 日

教授的田园生活

上个月下旬周末，去我的人民大学硕士导师的农家小院吃了一顿生态自供佳肴，那种开心和畅快还一直保鲜到现在。

其实和导师，还有我和导师共同的朋友们，已经约了有一段时间了，因为他们都是卫生政策和制定领域的重量级大咖，一直是天南海北地忙碌，能够最终完整地凑在一起，真是件令人兴奋的事。

哈哈，我叫上以前的小司机，解决我当时腿疾不能开车的问题，同时，也能更好地、一路欢快地目睹着美丽的秋色从车窗外唰唰掠过的痛快。北京的城区高楼林立，但郊区还是可以放眼苍穹的。手机导着航，我还是忍不住地想象着老师的农家院的样子：白色塑料布盖着的大棚，里面种着原生态蔬菜，在温室里整个有盖布的桌子，几把椅

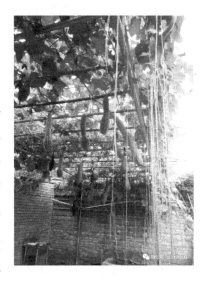

子，有茶具和炊具，土炉子上烧着开水，还冒着白色的水蒸气……

到达目的地，看见老师们已站在院外来标示位置，多好的老师啊，从来就没有让我承受高高在上的俯视，而是满满地微笑，温暖和气，既充满了力量，还不乏高贵优美，丝毫不会让你不安或拘谨。原来导师的农家院可是正儿八经的院落，是非常惬意的有房有院。院子边上是大片整齐的桃园。院子里还真是地道。丝瓜架上还有果实垂吊

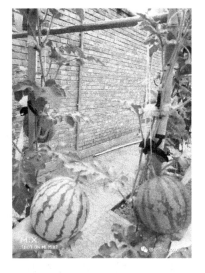

着，只是藤叶枯萎了，略显得草木凋零色已谢，友人面皱发始稀。走进屋子，穿着棉裤的我显得有些村姑气，其实是屋里应有尽有，

只不过是把城里的楼房居室平移在这乡村的院子里。说不出的喜悦是因为终于相约成一行。

这场聚会远远超出了我的预料，我发现原本可能在我们眼中很严肃和充满距离感的知识精英阶层的人们也并不是神话，从主席台上或者授课席上下来，真正在生活中也是和很多人一样，有普通人的情感，有普通人的生活，或许更珍惜那些被所有的普通接受的那种真实的存在。到导师农家院里相聚的主要还有三位重量级的专家教授，当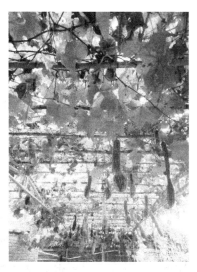然，他们也是我的良师益友，虽说我和几位教授们年龄相差无几，但学识和贡献却有着天壤之别，但是，我还是偏偏喜欢赖在他们的视野里，因为他们让我知道什么是天高地厚，在他们面前，我除了年龄和他们一样足够大，其他都不能相提并论，感谢后半生一路走来的遇见，让我知道做人一定要保持谦卑，要懂得骄傲永远不属于自己。

导师语录："我的青菜吃出肉味来。"这是教授在席间毫无造作、憨态可掬，而又无比骄傲和自豪的话语。问：干活多，手上会长老茧吧？导师答：戴手套。问：种菜是您在行，还是师母在行？导师答：我做技术活，如：嫁接、种植、育苗，还负责创新实验，花盆里种西瓜，培育了三年（无比自信的表情），我有图片（手机呈现），她（师母）做具体活；问：您自己一干就是一天，孤独寂寞吧？导师答：不寂寞，乐在其中。另一位教授补充：科学家第一是兴趣，教授种的菜性价比高、无价，如果感到寂寞就是假学者。哈哈哈……

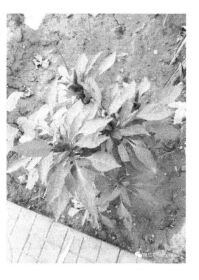

再问，再答，只有越来越热烈的气氛，他们都是卫生领域的泰斗，喝着、笑着，适度而尽兴。但没有交流一句行业领域的话题，大概是忘掉了彼此的身份，忘掉了自己身处何处，回归自我后，才会有那么纯粹的声音，那么没有杂质的酣畅……其实，已经很久没有喝酒了，居然没有感到辣，大概是有了毫无顾忌的放松和戒备，回归了内心本真的样子。

面慈目善的师母和其女在厨房里忙碌着，但也时而来到餐桌旁，参与到大家的欢声笑语中。

常常听导师说种菜的事，也偶尔得到老师的原生态蔬菜，但真是没有想到讲台上的学者，也有另一面的人生。大智慧，不拘于大庭广众的闪耀，更追求回归家园的美丽。"一阴一阳之谓道"。

不急于定义一个人，不急于分辨出真假，很多时候，很多人和事需要用时间去品，会越来越有意思，给孩子说这些理的时候，孩子回答我说：您看过《让子弹飞》这部电影吗？是啊，就让子弹飞一会儿吧，那样人生会收获更多的东西，不断韬光养晦，摒弃那些看似重要，其实没那么重要的东西，找回那些看似简单，其实很深刻的道理。

2018 年 12 月 25 日

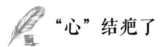"心"结疤了

前两天，和闺蜜级的朋友见面聊天，其实，每年也就能见上最多两面，平时的信息也很少，用现代的一句话阐述理由，常常是说：忙啊！当然，老相识之间的"聊"都在平常，在"心"里，这才是最近的距离，按时髦的话来表达，就是一个"懂"字，唯有"懂"你的人，才会从你笑容的背后看到忧虑和坚持；才会不用近在咫尺，就知道彼此都在做什么，甚或不管在哪里工作和生活，都知道彼此的那份执着和坚强，和心存的对梦想的追逐。朋友说：这两年和您见了两面，发现您的负向能量有所增加。这一语道破，看似没有任何的说教，却如一剂清凉药，催人惊醒，顿时平时积累的所有负累、感伤便由此烟消云散。

前一段日子，有些睡眠障碍，是问系统内的专家朋友来着，他说可能是焦虑和轻度的抑郁。但自己分析，大概是白天忙忙碌碌，晚上潜意识里的"问题"会跑出来撒欢。但思来这半年多是有一种欲罢不能的羁绊，不仅是躯体的向衰，还有心理上伴随的似有似无的压力和挑战，尤其是那些不得其解的新问题，还真的有些沉甸甸的，或许是有些急于求解，不能走出来，以至于负向情绪伺机转嫁

给了朋友。但朋友这句简单的提醒式的实话，却让我如同在寒冷的时节穿上了一件厚实的外衣，温暖了整个冬季。

脑海里又响起麦兜的话：伤心是可以的，伤了胃就不好了。推而言之，胃病的确是喜欢埋怨和不满，这样气机不顺，伤了心神，忧思聚结，又伤了脾胃，那真是影响健康了。一位领导姐姐转发我一篇

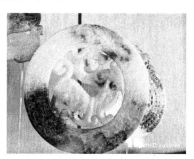

微信，是关于情绪就是"毒"的文章。"不知不觉中，我们竟成了情绪的奴隶"。是啊，其实身体和生命是两回事，身体对于生命而言占比不到10%。解决这个问题的根本应该是在心性方面的提升。

"情绪是最大的漏，多少精气神都会被它消耗，多少福德都会被它漏掉"，善良是天性，恶是秉性，先天的性格已定，但习性却是后天环境影响的产物。往深里想，还真是吓一跳。自己要检讨，是不是给环境增加了情绪的毒，身边的人是不是也在吸收这种毒后，甚或不断地传染下去。"百猴效应"，量子冲撞，调出来了大脑里固有的禀性，毒情绪污染了心性，继而再破坏我们的身体，此时医生所起到的作用便甚微了。

幡然醒悟后，内心会变得像微风吹过，拂去了那层朦朦胧胧的心霾一般，豁然开朗。"怒、忧思、悲、恐惊"，亢则为害，唯有德行能化之。完善修为吧！

心伤着了，要会自我舔伤，自我疗愈，心慢慢地"结疤"了，心痂落了，生命就有一次升华了。增加生命的"毒"抗体，就从改

善情绪开始，让阳光照进来……

同事们说，今年还没有下雪。我想雪花迟早要来的，要尽快把墙角的杂物收拾干净，让纯洁的雪绒花不染半粒尘埃，让每一个夜晚都安静得让我睡得不想醒来。所以，让我们在心里找到冬天最温暖的怀抱。

2018 年 12 月 28 日

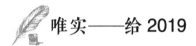

唯实——给 2019

"让我人生第一次坐救护车，让我第一次感觉在路上不让救护车有多气愤，让我第一次亲眼看到救护人员在车上比自己的儿女还要亲地关照病人，让我第一次感觉救护车需要再快再快……"

驻贫困村第一书记是委里的一名高年资的科长，村里的一位老乡突发心梗，他生平第一次呼叫了120，有了一次深刻的体验。驻村书记告诉我，远郊县的急救车配置比较简陋，县医院的院内急诊接诊不够理想，着实让他急躁了一番。

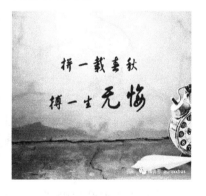

话里让人体会到生活在朝阳区的人们还是很有福气的，有市区两级的急救力量做保障。说这个，似乎又触动了内心的酸楚感，上层领导还是很厉害的，把脉准，其所提出的发展不平衡不充分是社会的主要矛盾和主要方面切中要害。不仅是急救，其实也反映在社会治理的方方面面。

在筹备 2008 年奥运会的时候，那时主管卫生工作的副区长关三多同志在一次调研会上说到老革命家陈云同志总结的九个字的工作方法："不唯书、不唯上、只唯实"，后来成为朝阳急救史上宝贵的精神财富，为发展指明了方向。当然，那个时候的认识还是肤浅的，但唯实的作风成为发展的动力和源泉。其实，陈云同志在这九个字之后，还有六个字："交换、比较、反复"，时至今日，我对此便有了更进一步的理解，"不唯书、不唯上、只唯实"实际上还有"太极生两仪"的基因，实际工作中还需要"要有唯书、要有唯上、不只唯实"的哲理，要动态地掌握好三者的关系和比例，但必须以实事求是为原则，一切以人民为本。就急救而言，一切以急救职工和急救患者为本。

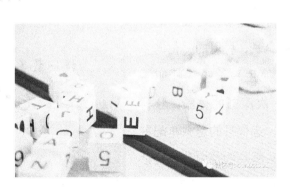

有位至亲对我这做了二十多年行业管理的老家伙说：你没有与时俱进，现在做基层领导的要有三样本事，一是会表达、炒概念，二是会做图表、说数字，三是高大上、会展示。其实这并没有错，只要不仅仅是仰望星空就好。我当年做急救体系也是科技急救的理念，从 2005 年开始"两线三片"的布局，从"三院五站一基地"发展到奥运后的"十院十九站一中心"的院前急救、院内急诊、专科救治的生命通道，现在自救互救等功能延伸到社区，初步实现了急救社区化的"大急救"格局。只不过数字急救的分母是急救人数和需要保障的人数，然后疏堵结合，实现资源的最大化利用。所以有了老区委书记奥运后的 169 个编制的落地，为发展奠定了基础。

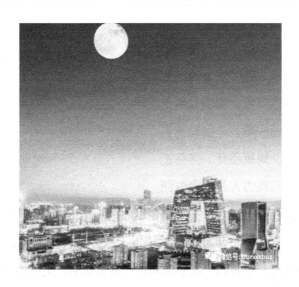

从大了讲，急救体系是城市发展的标志。有人说急救体系是火柴棍。我想了想也有道理，急救体系建得好就是一座城市生命的交通枢纽，是城市的颜面和生命的尊严，韧性应该极好，建得不好可不就是火柴棍？被自己烧没了。哈哈，还是要解决"为了谁，你是谁"的问题。单纯为了"上"或者照搬"书"？都不如多结合"实"的效果好。朝阳的地缘是唯一的，它的运行模式就没有能完全效仿的模板。概念的背后是理念和机制，机制的背后是体制，数字的背后是汗水和泪水，展示的背后有风险和矛盾，这就是老祖宗们说的，中华民族要永远记得有忧患意识。

当我们拿着100%的急救资源为急救条例中的21%左右的真正需要急救的患者服务，浪费与不足并存时，我们还有什么资格去说急救满足率呢？根子在哪？其实不言而喻。即使是把80%左右的非紧急医疗的量去除，国际行业有惯例，允许有大概2%的例外，这是规律。

从急救元素上讲，还是要归结到人的问题。有时候人的问题看起来是待遇问题，背后其实是公平与尊严的问题。公益和逐利是一对矛盾，纠缠不开。当你把一个救命时忘我的人和救命时图利的人，或者既想救命又想图利的人放在一起的时候，很容易破坏了规则，最终伤害了两种人，一是履行急救的宗旨的人的尊严，还有就是那些需要急救的人的根本利益，甚至生命。尤其在"不平衡、不充分的发展时期"。待遇低是现实的，但快乐是可以营造的，但没了尊严，就会颓废，就会更加去找待遇算账。永远不要责备那些不分昼夜轮班，抛家舍业，饥饱无时的一线人员们，换换试试？学会"交换、比较、反复"吧。

记得前些日子，带着昆明同志入一家医院学习公立医院绩效管理。医院的分管领导说：没有医生，哪有病人？没有医生，哪需要护士？没有手术，哪需要麻醉师？没有一线，辅助科室和行政后勤

真正的服务精神

生活观：体面无关金钱
权利观：员工不是工具
价值观：服务不是伺候

用来干什么？多么清晰的管理链条。但没有德行和医术的医者，何以保障生命健康？医患之间最大的隔阂是医疗健康信息的不对称，机制体制便是行规底线。

在一本关于咖啡梦想与现实的书里，引用了作家冯唐的一句话：文学是有一条金线的。那么急救体系的金线是什么？是每一个车组的医护司的德行，他们用心，才会把政府对百姓的关爱变现，而且一旦"变现"，用生命的价值衡量一切的过往，性价比是多么的漂亮又实惠的指标啊！

现在也流行一句话：谈钱不伤感情。记得小时候除了现钞，还有粮票，代金券，生活虽然拮据些，父母们依然乐呵呵地忙忙乎乎；现在支付方式多了，但聚焦更明显，如果银行卡里的数字窘迫，线上也不从容。哈哈，其实智者说，钱够用就好。我想不矛盾，因为马斯洛的需求层次论在中国也需要"唯实"，马斯洛的人性理论认为人对于物质追求是有阶段性的，但我们现在好像需求的每一个阶段都在追求利益最大化，这是需要时间去除的诟病。所以，急救队伍衣食住行的基本保障是必须确保的前提。在一个城市，同质的公平显得尤为重要。

记得从市里到区里工作的时候，一直是我榜样的老大姐老局长见到我的第一句话是：组织会让你安居乐业，有什么困难提出来。她没有说任何工作的要求，但让我不离不弃地努力了十余年，苦并快乐地工作着。在基层，大家热热闹闹的繁忙很幸福，流汗也流泪。其实爱与尊严只要从心里走出来，对方就能体会到，并不复杂，这是一代一代管理者的潜移默化的传承，这就是文化。

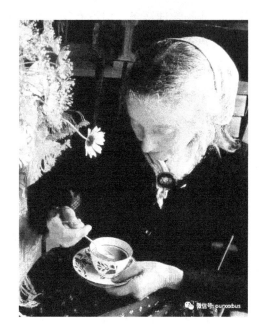

急救文化的核心从 700 年前意大利佛罗伦萨第一个急救服务组织开始就没有变过，"仁爱、公平、自信、坚强"，每一个国家都有自己的救治训言。关爱急救医护司，他们的工作，是身心灵的考验，触摸他们的生活，你便能了然一切。当然，急救人更需要自爱，保持永远的精气神。这一代急救人肩负的使命，就是品尝着甘苦辛酸，努力栽树但却享受不上阴凉。做急救是在做情怀，没有情怀就不会痛。

2019 年就快到了，一代一代急救人都在努力，在"唯实"中摸索前行，我们这些老急救人真的"老"了，年岁在增加，我们今后也将是被急救的人。

"唯实"——给 2019，给未来！

2018 年 12 月 30 日

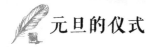

元旦的仪式

今天是元旦了。

"元"为始端，"旦"为太阳升出地平线。"正月朔日，谓之元旦，俗呼为新年。一岁节序，此为之首"。元旦有四千多年的历史了，虽然时点不同，但不同的贺旦活动早已成为节日的仪式，有了仪式，就有了更深一层的含义，不同的人有不同的心绪，自然有不同的希冀，但最起码是提醒我们：过去的一年翻页了，新的一年又开始了……

今年元旦，我的仪式就是昨天慎重地换了微信头像。当然，我不是一个会轻易换微信头像的人。记得大学的闺蜜说：蜘蛛这个头像太吓人了。是哦，蜘蛛看上去是丑了些，甚至还有点惊悚感，一般八条腿，毛茸茸的，躯干也不怎么婀娜，整体上有些"卡西莫多"的样子。但我还是坚持没换，因为蜘蛛是我的吉祥物，尤其是"黑玛丽"般的、肢体协调的蜘蛛，比如之前的黑蜘蛛的头像就是我自己抓拍的。

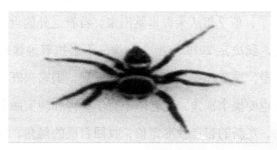

我之所以喜欢蜘蛛，源于其可以科学地织出美丽而结实的网，而且修补网的能力极强。若有时间观察，可以发现蜘蛛是很勤奋的小动物，追求完美，不屈不挠，经风雨而不摧，遇险阻而不挠，一生都在不停地织补，不停地吐丝，不断地自我奋发，创造美丽。有的蜘蛛不得已吃了飞蛾以生存，有的蜘蛛则过于善良，死于饥饿，所以，大自然按照规律制定了生存法则，天地间的任何生命和意志都有自己的使命和归宿。

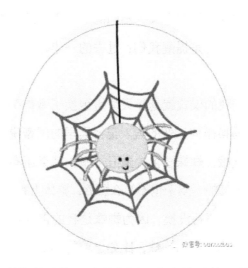

昨天我盯着蜘蛛头像，感觉它用一个姿势趴着，跟着我这几年，确实"累"了，似乎想从头像里跳出来，看看之外的世界了，回家了，刹那间，我决定 2019 年换个头像，不必执着地像蜘蛛织网那样，抬头一看，季节都变了。现在科技发展，国家兴旺，电视都不用看了，我也要换个视角，吃老本不行了，得和现实融合，重新学习新的思想，在新的起点找准定位，收回自己的触角，注重为我的

心增添活力剂和营养液。仪式就从头像开始。

我给儿子说，我要换微信头像，儿子说可以呀，我说我还喜欢毛毛虫。儿子说可以呀，但是不要用原图，用卡通的比较亲和，老妈你挑好，我帮你剪裁。哈哈，仪式的过程就这么愉快地达成了一致。

喜欢毛毛虫不是因为它的外表，也是由于它很像"卡西莫多"。虽长得丑了些，但毛毛虫最知道：每一个个体都是独一无二的，要做最好的自己——毛毛虫躯干的每一节都是有触角的，但不张扬，触角一丁点，全都包绕着柔软的躯体，头部的两根"天线"八字向外，两只眼睛透亮清澈，缓慢地爬行，不争不抢。

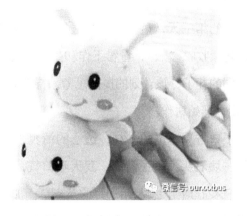

毛毛虫是大智慧，因为虫体会不断地蜕变，成熟了就变成了蛹，就"猫"起来为美丽的结果储蓄能量，最后破茧成蝶。蝴蝶好漂亮哈，我不喜欢蝴蝶的标本，最美丽的东西都是在有生命力的时候。以前去过三亚植物园的蝴蝶谷，还有大理的蝴蝶泉，蝴蝶最美的色彩是她翩翩起舞的生命之美。

嗯，还是先做毛毛虫吧，简单低调，安全可靠，扎实努力，学习到老。

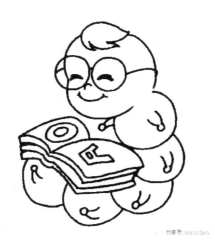

元旦是一年的第一天，盘点一下子过往的 2018 年，秋后算账，冬天都到了，赶紧收收"账"，看看工作和生活中的"盈亏"，该结的结了，该补漏的补了，该计划的提前思考，待春节一过，"春不裁员"，整合力量，开始耕作。

怎么像吃了口香草冰激凌一样，透心的清爽，哇噻，可能是昨晚梦见背上的一块石头掉入了悬崖，我大喘口气，浑身轻松，快步奔向美丽的"普罗旺斯"，看漫山遍野的薰衣草。加一句：草中卧着一条红头、绿身、黑节、黄触角的毛毛虫，还有一双迷彩飞舞的蓝蝴蝶，或者一对绿蜻蜓也行……

生活真美好！

2019 年 1 月 1 日

小寒心读

今日小寒节气，是阴历年全年的倒数第二个节气。可谓"旧岁已近暮，新岁将登场"。自然界造物，小寒三候——雁北乡，鹊始巢，雉始鸲，犹如生命即将穿过灵魂的黑夜，为迎接新一轮阳光而储积潜力。

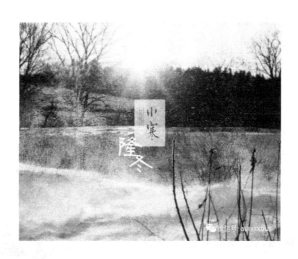

小寒犹如黎明前的黑暗，人们可能没有意识到黑夜其实是充满活力的，现实中很多人会在夜晚挑战自己，越是安静的夜晚，越抑制不住思考和想象的喷涌，让思想在没有噪声的环境中驰骋，所以，文人墨客的成功之作多源于黑夜宁静的力量，企业家们的思维创新多来自空静中刹那的灵动。看似"草白霭繁霜，木衰澄清月冷"（王维《冬夜书怀》），生命却因减少消耗而滋养得丰腴姣好，能更好地迎接春天的新生。小寒胜大寒，在冬天五个节气的末端，就像每一部电视剧的剧情高潮，到了最引人入胜的情节，小寒"妊娠"了待发的力量。

小寒时节，又是周末，蜷卧在家里读书、看剧，偶尔感觉到阳光在觊觎我的姿态，挑逗我的神经，很是惬意。在京城生活这些年，早已熟悉了冬天的暖阳只有在屋子里才能感受到。因为京城的太阳对于屋外的寒风一点办法都没有，常常是风儿夹着寒冷的"刺"，穿过皮肤，直达筋骨，让人收缩成一团。所以，在最寒冷的日子，炖锅羊肉，吃点面食，懒洋洋地喝茶、看书便是一周忙碌后最美好的日子。哈哈，上好的生活，舒畅的心情。

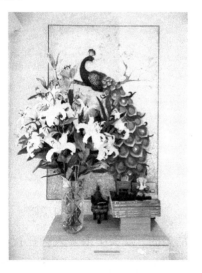

读书可以悦己、阅己，随着年龄的增长，似乎能记住的东西都是从记忆里捞出来的。所以，现在看书就是一种梳理生活和工作状态的过程，但觉悟的能力似乎比从前要好，这就有点"圆融"的意思了。读书若能读懂自己则最好，今天顺手拿起孩子读的一本书——钱钟书的小集子《人·鬼·兽》，小文章中，有的是写上帝和饮食男女，有的是写某个时代的社会现象，似乎平铺直叙，但读起来比较费劲，因为用平常的语言去影射自然与人性、人与社会、欲望和现实等的关系，既错综复杂，又富含哲理，看得人似懂非懂，口中难鸣。那些虚构的生命，似乎在现实中也自由地若隐若现，甚至可以对号入座，帮你整理了你不善于表达的内涵，甚或用故事分析归纳的人生规律，让你体会自己的思想和行为，启发调动人性中最基本的但又容易忽视的基本准则，尤其是"上帝的梦"的故事。

家里盛开的麝香百合，飘散着迷人的香气，这是上周末小朋友从昆明回来带给我的，在小寒阳气的鼓动下，意外地持久怒放。孩子今天加班，大人的生活就变得非常简单，吃也简单，穿也随便，坐卧自由，动静怡然。放下所有的背负，给自己一个轻松舒心的周末。在这小寒的日子里，让身心都补充能量，为下一个工作周的劳碌备好"干粮"。

2019 年 1 月 5 日

钝

在海子 24 岁自杀的年龄，我"认识"了海子，是从他的诗集里，并如痴如醉地爱上了这首诗——《面朝大海，春暖花开》，冥冥中便把那"一所房子"作为自己美好的愿望，知道总有一天，繁华过去的"寂静"，便是华丽转身、回归本真的幸福和安详。

《面朝大海，春暖花开》

从明天起，做一个幸福的人。

喂马、劈柴，周游世界。

从明天起，关心粮食和蔬菜。

我有一所房子，面朝大海，春暖花开。

从明天起，和每一个亲人通信。

告诉他们我的幸福。

那幸福的闪电告诉我的。

我将告诉每一个人。

给每一条河每一座山取一个温暖的名字。

陌生人，我也为你祝福。

愿你有一个灿烂的前程。

愿你有情人终成眷属。

愿你在尘世获得幸福。

我只愿面朝大海，春暖花开。

在西南滇城的一家面积不大的书画院里，门厅墙壁上字画琳琅，储物格里普洱茶饼、陶瓷壶具、古玩等也自有景致，褐色长条茶桌勾着来客的味觉，似乎一股茶香已经在口中回旋。这里有两位画师，一位是年长的国画画师，笔墨丹青下，简洁幽然的兰花展示着淡泊的姿态，花枝错落，长短相宜，向留白之处延伸，令人遐想无限；另一位是年近而立的西洋画师，小有帅气的样子，让你心生妒意，有种"如若为我，人生将重新来过"的感觉。哈哈，思绪一闪而过。想到油画，便想到梵高的那幅《向日葵》，仿佛看到那满满当当的油彩，刺激又充满了自信和向往，但又有隐隐约约的自负和失落，那种彷徨就像是在不留余地地渴望高远天宇的接纳，所以我还是觉着国画比较适宜我们。虽然我不懂书画，但大块的留白，恰似给人生留有余地，能去描绘更加美好的未来，暗香流连。

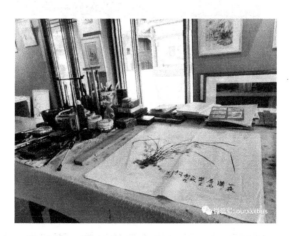

偶尔在一篇微信文章里看到"钝商"一词，大概是说有种人活得率直真实，诚信善良，可以用简单有效的方式与人相处，似乎毛糙，让包装下生活的人不爽，但久而久之你便离不开这种人，因为本真实用，魅力恒久。其实，这种人占大多数，无处不在，他们只

是稍稍欠缺了圆融，但让你可以看到不同的世界。他们是活给自己，不是活给别人，普通人就是要在留白处"钝思"些好，喜欢身边多一些这样的人，享受简单的幸福。当然，社会总是需要另一类人，他们需要承担重任，胸怀抱负，每一次抉择都像人生的一次炼狱，因为他们无论情商、智商、逆境商有多高，但准确定义自己在不同环境中的位置还是很难的，过了就是欲望，所谓欲壑难填，可能就会偏离正确的轨道，失去了留白之处的静默；如若不足就似是颓废，枉费了祖宗的优良基因，内心也会有灰色体验，这时钝商就很有用了，元亨利贞，钝商可以帮你守中，永远留有余地，随时找回自己。既有一所房子，又能面朝大海，春暖花开，浑然一体。

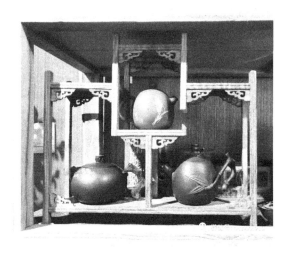

　　医生说，睡眠障碍除了身体不适的影响，更多是心神的失养。吃着徐老师开的中药，觉着这药治病是一个方面，更重要的可能是接受一种气息和导引。顿悟：失眠不是睡不着，而是你的"心"没有放在合适的位置，正如"你的心脉被邪气占据了，心神就没地去了；或者说你的心系不温暖，心神待不住，就心绪不宁了"，所以要先安心，心安则不惧，实际上取决于你的信念和态度，用"钝"的智慧哲理，把你的"心"找回来。当然，"钝"点的生活并不是低俗和粗鲁，而是在发自内心的谦卑和宁静下的顺其自然，处理好生活和工作的时间和场合，张弛有度而又不听其自然地努力和追求，让张弛有度成为常态，固守内心成为习惯，坦然而从容。

喜欢那些坚持做事有情怀的大智之普通人，不为世俗所动，甘于清贫，独守一份内心的清净，就像书画院热心收藏医学古籍的民间高人，他们宁愿从垃圾中淘宝，求得真品实迹，也不会羡慕和追逐博物馆里华丽的展示。他们一旦走进画室，便忘却室外烦忧，沉浸在书画古籍的畅想之中，这便是他们心里的房子，始终静静地春暖花开，和历史共鸣。

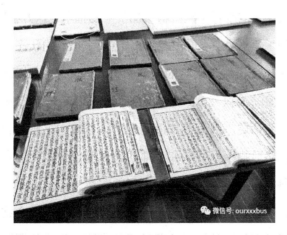

我们都会听到一些七七八八的事，只是作为自省便好。朋友也有分分合合，以心会友，祝福便好。

相逢异地是前缘，自有风雨散；离别南北心咫尺，飘然便重返。

所有的遇见都是内心的再现。当下，只要想到还有"一所房子"，心里便通透明亮……

2019 年 1 月 19 日

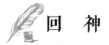

回　神

明天是腊月二十三了，年长些的同事说，到小年了，为了有一个团圆富足的瑞雪丰年，要供灶王爷。是的，京城快要开始空旷了。其实早在两周前我就已经能够感觉出城市上空漂浮的回家的气息。很多在京城创业守责的人，春节便是身心放松的契机。"快过年了"，心绪牵绊家乡故里，抹不去的亲人的脸庞、背影总在眼前晃动，心也开始悸动，开始遐想，开始渴望把车票或者机票拿在手里，回家。

前两天，在老字号中医机构参加了"写福字、送万福"的活动，又一次见到了年近九旬的国医大师，比较一年前的状态，她似乎没有太大的变化，仍然是简朴的着装，上衣外套依旧别着一枚胸针，眼里依然透着一份执着。只是我们见面多了一分熟悉，多了不少可以产生共鸣的话题。因为参加活动的客人都在向书画家讨祈福、求福字，屋内略显嘈杂，所以和大师的聊天有点像是窃窃私语。大师说中医是科学，但是动态的，成为好的医生，不是一天的功夫，需要慢慢地打磨，现在大家似乎太着急了，所以会显得心绪浮躁。我很同意，只是在想这份浮躁的背后可能有更深层次的原因，世人心知肚明。

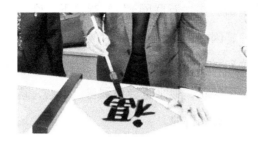

　　大师很可爱，透出一个"简"字。她爱喝浓茶，有点调皮相地笑着说：我从小爱喝浓茶，上大学时没有钱，就买一毛六分钱一斤的茶末喝。现在都够了，也吃不了多少了，病人不容易，一个肿瘤患者会导致把家里所有的积蓄拿出来看病，作为医生怎么能舍得失信于病人，失信了又怎么能吃得下饭菜。我很同意，因为浮躁下的急功近利，或者是失德下的无耻贪婪，都是医家之大忌。

　　大师很自信，透出一个"爱"字。她说：失信是最大的破财，我爱事业不会变，只会越来越浓。我很感动，只有这样的坚守，这样的思想和情怀，并付诸一生的行动，才使她成为真正的国医大师。坚守医者仁心，永不变节。

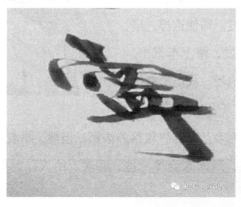

这是一股清流。在"互联网+"的背景下，价值观的外显形式会呈现出多样性，因此，有的人有的时候会内心失守，感觉自己像是生活在"贫血"的状态下，萎靡而缺乏生机，脆弱而内心敏感，即使是别人的一则笑话，似乎也会伤到自己的心，这大概就是精神缺钙，灵魂漂移，犹如失神。

我们太需要这股清流了，时时提醒，及时"回神"，澄清混沌，补足精气。

快过年了，就像这写福送福，积福得福，人回家，心回神，红红火火，又清清爽爽！

2019 年 1 月 27 日

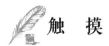

触 摸

感觉是可以触摸的，我用了两个小时完成了一次专项体验。

春运了，送我去机场的小朋友说机场早航班的托运会非常拥堵，要早些出发。即使这样，早上六点二十出发，路上车很少，不到七点就到机场，我还是被机场熙熙攘攘的"乡情"弄得有

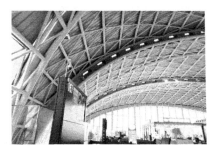

些感动，机场回乡过年的气氛格外浓厚。当然，早航班的机票相对而言要便宜些，所以人会多一些，同时，给人以时间打磨性格的机会。

　　有女腿初愈，独行探双亲；心余力不足，眼到步难及。这就是我进入航站楼的第一心理体验。值机后，朝向办理托运的柜台，妈呀，令人望而生畏，长队蜿蜒绵长，行李都很壮观，如果排队，至少要 1 小时，肯定上不了机了。于是弱弱地询问美丽的服务小姐如何是好，她告诉我有应急柜台，我努力尽快地走到相应的区域，但情形并不乐观，依旧是长长的队伍，都是一样急切的目光。我还是试着走过去，对队伍前段的一位顾客说："我可以插个队吗？时间来不及了。"话音没落，有个带着乡音的愤怒的声音快速传了过来："不知道排队吗？我们也来不及了，还带着小孩呢！"我尴尬地回头看了一眼，是一只讨喜的"愤怒的小鸟"，中年男性，穿着像白领，于是乎我退却了，因为有文化的人如果较起劲，又在回家过年心切的当下，发生冲突，我俩都没有好果子吃。于是我示弱再示弱，好汉不吃眼前亏，迅速撤离，改第二套方案，直接去安检，这样时间会从容些。因为没有很利索的腿脚，就在时间上做文章。其实，我的箱子不大，双肩背也不重，只是箱子里有中药汤剂，不知能否登机，当然，若是不能登机，也只好在安检时抛弃了。另一种担心，就是怕坐摆渡车，毕竟目前我的膝关节还没有很好的负重能力。

　　进入安检口，心里很忐忑，没想到安全通过，空余了 20 分钟的候机时间。于是按惯例，我拿出点心，再拿出杯子，放入无糖咖啡，准备去接开水。登机口附近没有开水服务器，扫视了一下周边的乘客，有一位年轻男性小白领面相和善，于是便托付他帮我照看行李，他欣然答应，我便悠然去打开水。回来时，看到他很负责任地坐在那里，连忙致谢，他回我以温和一笑，有点像我儿子的笑靥，顿时，那只"愤怒的小鸟"飞出了我的右心室，心绪就平衡了，感觉快乐向我招着手，喝着咖啡，吃着点心，胃不再饥饿，节俭而简单的旅行就这么继续着，内心是一片绿色的花园。

要登机了，可是又遇见了小难题。原来是过了检票口，还要下一层楼梯，再去坐摆渡车。我心里犯怵，静静环视，看看有没有走楼梯之外的选择，直视对面，看见电梯，毫不犹豫按了指示钮，果然管用，原来是专门的无障碍通道，避免了我提箱、背包走楼梯带来的可能出现的意外。

顺利上了飞机，空姐帮我把箱子和双肩背包放入行李舱，我安然坐下，思绪开始透过我年迈多病父母的"底片"，慢慢回放这次登机过程，一些体验的成果逐渐得到凝练。为什么中药汤药能通过安检？为什么会有两层电梯？为什么只要开口，就有热心的空姐和乘客帮助？

首先要感谢自己，因为膝关节的小问题郑重地提示了我，警告我在这种年龄切不可忽视健康问题，同时也给了我这次难得的出行体验。

中药汤剂是在徐老师诊所煎熬的，药袋很清爽而结实，大概有黄连入药，略有金黄的药液还是很入眼的。关键是这药的容量刚好是 50 毫升，否则安检是过不去的，这就是关乎企业品牌塑造的细枝末节，让出行不耽误服药。

下楼坐的电梯一定是航空公司专门为老弱病残孕设置的。设想，我如果是聋哑人，或有其他障碍，会有什么样的体验呢？只有自己去体验时，方能体会这些人性化服务的细节，恰好验证了"细节决定成败"。试想我们会不会在自己的行业领域里也能做到如此周全？这就是提升品质的细节和精准。

当你需要帮助的时候，你更需要展示温和的需求，要有感恩的眼神和感恩的心，获得被关心和被照顾也是获得爱的一种方式，暖了自己，也给了他人内心的成就和鼓励，当然，这是在调动内啡肽增加的正向量子碰撞，找对了合适的人，就有合适的反应。

在我们生活的当下，没有人是孤独的，如果感觉孤独，那就是你没有善于获取善缘的能力。因为孤独是黑夜里的冷月光，那是你独处思考的瞬间，不可久留，要及时把这种内心蓄积的力量转化出来，变成白昼里阳光的动能。学会借力而行，变个体为团队，心相通，力无边，让爱与帮助体现在点滴行动上。

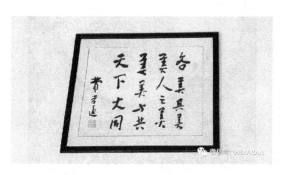

从认识换位思考，到实践换位行为，有很长的心路，用心触摸她吧，会有不一样的未来……

2019 年 1 月 31 日

柔软心

算起来将近十年没有和父母一起过春节了，今年父母陆续住院，给我增加了不少担忧和恐惧，于是得到单位班子兄弟姐妹们的体谅，回家过年。

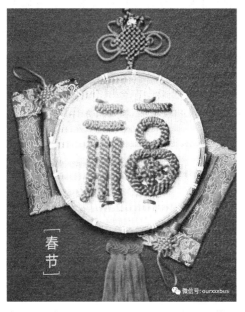

[春节]

父母在攀枝花养老，距离京城远了些，这座号称"康养之城"的山城，虽然生活节奏慢一点，但大自然恩赐的四季如春的气候带给人们四季的百花盛开、果香飘逸。城市在高高低低的山坡上或者山洼里，山脊梁是黄褐色的、坚硬的，一切都呈现出刚柔相济的踏实和令人喜忧参半的起伏。

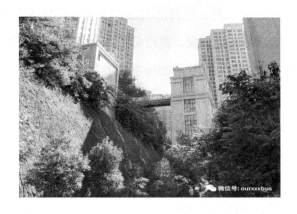

　　父母相继偏瘫失语十年有余了，而且自理能力一年不如一年，过去还能扶着轮椅蹒跚着走两步，这两年就只能靠坐着轮椅被推出去晒太阳。前一段时间两位老人相继住院，好在运气不错，都能回家过年。妈妈头发长了，也总是用手比画想洗澡。是啊，母亲是四川人，过去是一个极爱干净又会持家的人，这两年已经没有办法讲究了。其实父亲也该洗澡过年了，只是因为他们身体脆弱，做子女的实在怕他们着凉，导致基础病加重，给老人平添新的痛苦。纠结了两天，那份亲情和柔软还是让我下决心满足父母的愿望，洗干净换上新衣服，过个年。

　　我当然不是贸然行动，"战略上藐视它，战术上重视它"。我称之为体温适应法，具体分三步：第一，把父母卧室的电暖气打开，把给母亲新买的内衣放在上面加热；第二，把浴室的暖风打开，供热浴室，直到温度让我出汗；第三，让母亲在卧室脱掉身上的棉衣，然后进入浴室，坐在特制座椅上，打开水龙头，让母亲一直用能动的左手用热水冲着身体，头发用干洗方法。整个过程还是很顺利的，只是我的动作粗糙了些，把自己衣服打湿了，有时还弄痛了母亲，但不管怎样，总算洗完了澡。我给母亲擦干身体，先从卧室里把上衣拿来给她穿上，然后扶着她到卧室穿上其他衣服。哇噻，给妈妈买的紫红色花棉袄让她看起来很精神，一下子就把过年的气氛带到了身边。孝顺的弟弟如法也给父亲换了新装，真是很开心。

　　一只蜘蛛知性地爬到我的腿上，喜上加喜……

　　父亲的理发和剃胡须一般由弟弟完成，但母亲在家里很难理发。妈妈又摸摸头发，有了新需求。我在家里转了几圈，发现家里没有剪头发的工具，就算有我也不敢呐，妈妈还是个娇嫩的老太太。突然，我想起上午给自己理发的师傅，一个帅气的四川小伙儿，面善，于是乎，我非常非常客气地给他打了一个电话，他

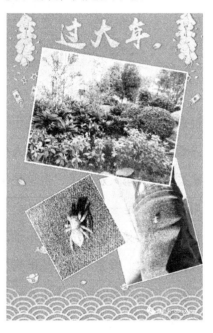

说：明天是除夕，就不开门了，今天人好多嘛，晚点去你家。我太感动了，说多少钱都行，理发师说：和钱没得关系。晚上八点半左右，我接到了理发师的电话，他来到家里，一会儿就把母亲的头理好了，理得还很精神，妈妈很满意。理发师说：他爷爷已经九十多了，行走方便。

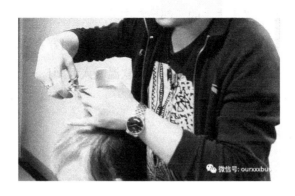

想来这份柔软的心人皆有之，只要去调动就会激发出来，这个社会真是充满大家庭的爱。

和弟弟推着父母出来晒太阳，看着我家这对让人提心吊胆的"哼哈二将"，终于安心了，过年没有比这更舒心的事。

弟弟说爸爸最近吃得少，我观察他吃饭时总是吸溜，晚上发现爸爸"偷懒"，没有取下假牙就睡觉，食物残渣滞留在嘴里，牙龈肯定红肿溃烂。我对着最慈爱的父亲说教了一番，然后让他用盐水漱口，保持口腔清洁。社会太需要一支专业的生活护理队伍，家中保姆只能做一些生活琐事，但对于卫生护理需求还有很大的差距。这是个重要的实际体会。

昨天年三十，吃完饭，没有看春晚就睡了，父母安好，春晚不看也没啥，父母年迈多病，在一起过年就多了一次享受亲情的机会。我给父母说，再难都要有生活的热情，人总有一天会离开的，没有离开的时候就需要继续充满热情地活着，这样走的时候才会洒脱。家中子女是你们的产品，一代一代人都是你们生命的延续，永生不灭。是啊，老人们也需要死亡教育，需要平静地对待生活。万事万物皆自然所赐，来来去去的，都是常态。

祝福天下老年人新春团圆！祝愿所有的亲朋好友幸福快乐，每时每刻直到永远！让人性的那一份柔软温暖人世间！

2019 年 2 月 5 日

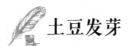

土豆发芽

哇，从凉意十足的阳台上取了两枚洋芋，炒个酸辣土豆丝，不承想，土豆居然已经开始发芽了，大概又是一个"不至而至"的气候变化，阳气不露声色地提前萌动了。

今天领略杨绛先生的《窗帘》：赤裸裸的真实总是需要些遮掩，隔着窗帘才会有无限的希望和遐想。是哈，青雾缭绕的山岚最美轮美奂，赤裸裸的山体便缺了些柔软。做人做事或是如此，留有余地，才会获得心灵的美好和自由。

土豆发芽了，这阴阳总是相伴而行。"太极图就是阴阳运动哲理的缩影，八卦图就是表述阴阳运动变化规律的趋势和态势"。

2019 年 2 月 14 日

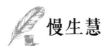

慢生慧

记得几年前，听一位心理学女老师讲叙事疗法的课程，她的声音慢条斯理，却是无比妙曼，无论你有多浮躁，听着听着，内心就会安静下来，仿佛是在倾听自己内心的声音。开课时她就说：我讲课很慢、很慢，大家要适应，因为只有慢下来，才不会漏掉那些微细的体验和感受。我想她是在告诉心理咨询师一个道理，只有慢下来才能学会倾听，才能体会出对方故事背后的故事。

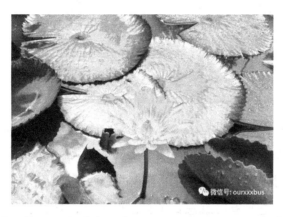

其实处理某些日常琐事，也需要在心里走一圈，没有绣花的功夫，就会有走秀的结果。"走"得太快，目的性会太强，往往就会忘记顾及别人的感受，甚至会伤害对方。有朋友讲述了他在单位经历的一件事。事情其实很简单，因为人事变动，新添了一位公司高层，所以需要腾出一间办公室，其实事情并不是那么急，但下属的办事效率很高，不打招呼，把一间科室必用的房间清空了。虽然只是个办公场所，并非私人空间，但如果能慢一点，多点沟通，让权力有些温度，结果会更好一些。哈哈，朋友多少有些"凄凉"之感，我能理解，伤口再浅，也会有疼痛的记忆。听罢，我便又想起了一位老师的话，讨论问题时不要仓促下结论，讨论不是为了找到结论而讨论，那样无形中便会忽略了许多重要的点点滴滴，还是慢一点更周全。或许就像老祖宗们说的要"三思而后行"。是的，过犹不及，自己舒服了，也让别人舒服，才是拥有了大智慧的人。

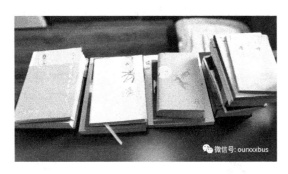

微信号: ourxxxbus

　　其实人生也是如此，"走"得太快，就容易急功近利，你所追求的东西就可能是偏离你的本心的"空无"。长辈们曾说：人们年轻的时候大都喜欢光鲜的外在的东西，包括荣誉、地位、金钱等等，于是乎有时就忘记了自己的本分，委屈了自己的本心。其实人生一辈子慢慢地、细心地把做人和做事弄周正了就好，其他东西有无都是命运，都是顺其自然的附属品，很多人到末了才发现属于自己的其实就是内心的那点踏实和坦然。当然，有的人终其一生也不明白，或者似乎明白的小聪明浅薄了自己的认知，依然陶醉在本末倒置的追求中。想起杨老师在微信中的一问一答："问：杨老师，有时候在职场中不得不做一些违心的事才能提升，那么还要不要努力提升？答：不要太在意外部世界的提升，而是要坚持自我内在价值的提升。"多么犀利而精彩的答案，这是人生的大家。

yangge

有的人面对人生选择就去问别人：自己该怎么做？我因此回想：自己在人生重大选择的时候问过谁？

2019年1月11日 08:00   ··

陈开红（曦星） 2019年1月11日（

期待答案 ⛰⛰⛰

yangge   2019年1月11日 08:48

回复陈开红（曦星）：问自己

其实读懂自己要慢慢来，"走"得太快，就很难发现自己的内心的真实需求，那些最好的风景、默默的关爱、深切的祝福都来自你能够感觉到并分享出去，凡事都有因果，无人能超越。能走远的那些人都是在风雨和彩虹之间不断进阶和升华，觉悟着诸如做官是为了做事，还是做事是为了做官？如何解决"内圣外王"的理想境界和某些客观实在的矛盾？在探索的过程中慢慢地做到知行合一，便终能豁然开朗。当然，昙花一现的美固然深刻，但太快闪过，不等细细呈现，便见光凋零，还是应该懂得追求让自己终生不会退场的价值，这个价值无价，一生受用，利他而无私，便是初心。所以，先喝一剂清热除烦、养血安神的酸枣仁汤吧，踏踏实实地走进书里、笔墨里，或是走进博物馆、书画展，或者看一集描写江南孟河医派的《老中医》，回回神！

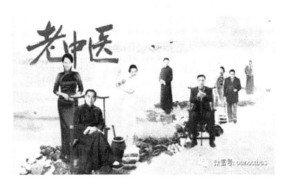

"强力伤肾",伤了肾这个根本可就不好了。饮鸩止渴可不是长法,"红楼三十级,稳稳上丹梯"。

2019 年 3 月 3 日

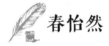 春怡然

惊蛰唤醒了大地上所有的生灵,憋了一个冬天的所有生命,都盼望苏醒,有看不见的微生物,包括致病的和不致病的,也有看得见的枝条泛青,尤其是最喜欢报春的金灿灿的杏黄的树叶、鲜艳的迎春花,还有泛着香气的玉兰花。其实土壤是最早按捺不住的,早就涌动着热浪和湿气,让地面上所有的"孩子"都因之而雀跃。

下午和冯中医(自诩为中医的"赝品")一起去开会,从政府出来,就听到他欢快地惊喜着:怎么叶子都长出来了,怎么没注意到,突然就这么漂亮了。冯中医和我是一年生人,都 50 多岁的人了,但还是有很超然的洒脱。让我突然想说,时间没变,爱和希望没变,变的只是我们日渐衰老的身体和曾经的容颜,春依然在,冯

中医的快乐便总会在。

突然自醒，原来春天本来就来了呀，只是自己忘记了去感觉。和冯中医去停车场的路上，一起尽收美好的景致和颜色，本来他眼里有，我还没有，但在他不经意的流露的提醒下，我便看到了春天，心也感受到了春天，也不由得欢笑起来。于是乎眼前亮了起来，那些沿途遇见的男女老少都变得温和起来，他们的嘴角似乎也是上扬的，好多的幸福写在脸上。

呦，今天空气清新，今天春风拂面，今天是龙抬头，今天是三八节，今天是周末……今天还有休止符，美美的事都冒了出来。开上车，带着冯中医往回走，仿佛马路变宽、车变窄，真是轻松自在啊。尽管冯中医喜欢为我开车指点"迷津"，把一个人开车变成了两个人开车，但我的大脑对简单信息的集成输出能力还可以，所以车顺利驶达单位。长长地出了一口气，终于可以结束这个周末下午的工作了。我发现工作的感觉也可以部分转化为生活的感觉，主要在于创造美丽心情并分享。当然，情绪也是会传染的，那就把情绪垃圾装袋扔了，把心空出来了，再装进春天的第一片绿叶或花朵，让芬芳四溢，让心随之飞翔。

春天来了，挑着心绪，心动起来就按捺不住了。昨天是我们急救专家志愿者团队十周年纪念日，在这支队伍里，我倒是成了"赝品"，因为这支队伍里的人，无论从学识品行还是业内的地位，都是一流的，而且他们大多是高级别的劳动模范。回首十年，大家都不曾想到这支松散的团队能走到今天，形散而神不散。每年不论到哪个省份的贫困山区去做讲课、带教、查房，或者是义诊，这个团队都神似一个人，专注而执着，即使在玉树高原，他们依然是相互搀扶、一丝不苟地完成了工作计划。但在工作之余，他们会立刻没了矜持，玩起来也和工作一样尽兴，如同伙伴般谈笑和幽默，拍照合影，想来真不知道是哪来的缘分，一年一年地过去了，大家也从彼此不熟到熟悉，到成为朋友，到现在成为亲人，还每每总是惦念。现在，有的已是满头白发，有的鬓角斑白，还有的仍然乌发浓密，但在一起就皆无年龄的差异，相互取笑说短，满满的欢愉，浓浓的亲情，让我时常感动得不知道如何表达心情。虽然每次见面都说彼此没变化，但其实都增添了阅历，都有沧桑刻挂眉梢，只是大家脑海里的底片还是最初的那张，鲜活依旧。

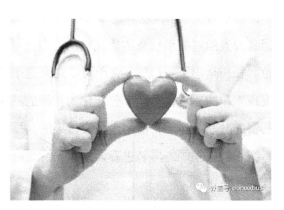

第十个春天了，大家如春雨般"随风潜入夜，润物细无声"地聚拢在一起，让相处成为习惯。每一年的志愿服务就像是团队的一种仪式，时光慢慢地积攒，逐渐成为大家心底的故事，素材太多，所以讲起来总有新意。这算是一支分不开的团队，如兄弟姐妹般打断骨头连着筋。是呀，"心在一起，永远在一起"，在一起做有意义的事，追同一个美丽的梦，并从中获得最快乐幸福的感受。继续走四方，去帮助需要帮助的地方和人，去做一开始认为不能成功的事。

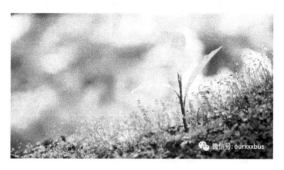

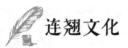

这些都是春天的含义。岁月有无数的春天，生命中也有无数的春天，每一个春天都是希望的起始，但只有在春天里，选择合适的土壤，并辛勤耕种栽培，才会在每一个秋天都收获新的希望。就像银杏树，每一个春天都早早地吐露春色，每一个春天的树干总是比前一年涵养了更多的年轮，奉献更多的金黄。

又嗅到了春天的气息，满心欢喜……

2019 年 3 月 8 日

连翘文化

单位前院里的草木园子里有一丛观花灌木，先叶而花开，且金黄色一片。同事说不知道这是迎春花还是连翘花，我说当然是迎春花，因为初春第一簇金黄一定是迎春花，通常连翘花应该在迎春花盛开后的两周左右才会绽放。虽然花瓣都是喇叭状，但迎春花通常有五到六个花瓣，而连翘花只有四个花瓣，并有香气醉人。

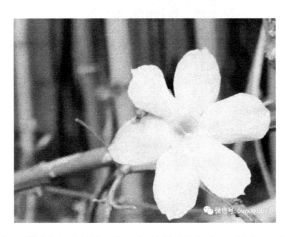

　　古人言：满树金黄连翘香。但连翘不争宠，似有一份"低调的奢华"。寻常百姓熟知迎春花，因为迎春花开，春天就真的来了，连翘便衬着迎春花的气息，和迎春花一起，犹如孪生姐妹一样，先后慕春而到，其花大小一致，色彩同辉，所以远远望去，很难区分。其实，连翘除了观赏价值外，还有极好的药用价值。连翘花和果实都是宝，银翘散是寻常百姓都熟悉的中药散剂，但很少有人把它和美丽的金黄色联系在一起。

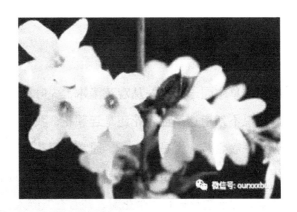

连翘是一味常用的中草药。李时珍在《本草纲目》中说连翘"状似人心，两片合成，其中有仁甚香"。连翘味苦，性微寒，归肺、心、小肠经。连翘花如花中仙子，执着于金黄的花色，始终如一。连翘花似乎无味，但却有传说中的魔法之力。据说，中医鼻祖岐伯的孙女名为连翘，祖孙采药时，岐伯突发急症，孙女连翘便用山坡上盛开的黄花救了爷爷，于是岐伯便将此花以孙女之名命名，称作连翘。连翘花能清热解毒，上好的古方用药。三枚连翘花浮于一杯清水之上，淡淡的香气清心，淡淡的黄色润目，淡淡的苦味利咽。

夏季连翘花落，花仁变青翘，再由青翘变老翘，结出果实后，药性更加彰显。连翘经晾干炮制后，便能存储，以作配方药用。单看老翘，你很难想象它曾经秀美无双。

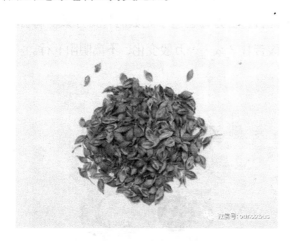

连翘实为众多植物中的一种，在大千世界的芸芸生命之中，似乎并无太多神奇之处，连翘花悄悄地打开花蕾，并不为展露艳丽，只是顺应自然，过了花期，再收了彩衣，蜕变出另一种果实的生命意义，最后耗去苦寒，碾作尘埃，完美轮回。

这两天，不少同道为这句话喝彩，"急救是城市的良心"。我想更应该说急救是城市的底线，抢救生命是维护健康的前提。京城的急救车是炫目的，但面临的挑战是艰巨的。城市急救绝非救治生命这么简单，生命链是从社区寻常百姓的急救知识和技能开始，实现远胜过施救的自救互救；到院前急救的快速准确地救治与分流病人；再到院内急诊以及专科救治；甚至是急危重症病人救治后回归社区卫生机构的高危管理，等等，需要一座城市若干机制体制的保障。急救立法应该是几代急救人的梦想。代表们呼吁急救立法，终于在国家层面有了回音，急救的春天可能真的到了。就像我们即将看到的连翘花，就要开放了，那么，结出果实的倒计时终于可以开启了。

连翘的功效是平淡无奇的，是普通中草药的一种，但正是无数的普通地道药材，合方而创造了无数的神奇疗效。青赤黄白黑，肝心脾肺肾，酸苦甘辛咸……万般变化，不离阴阳五行。

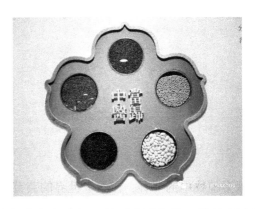

世间做人行事亦如连翘，甘于暗香潜流，接纳所有的花开花落。赞连翘花之无神奇之法，只有平淡之真；然平淡之极，乃为神奇。

2019 年 3 月 17 日

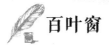 百叶窗

百叶窗的启闭，能透风、蔽雨和蔽光，每个人心里都有一扇百叶窗，不定时地需要开启，打开心扉时，能及时透透心里潮湿的底衬，让白天一缕缕阳光温煦消毒，再在夜晚消受和归零，然后让清晨的甘露柔润和滋养，这样扶正祛邪后的胸怀敞亮，充满激情和希望，再然后轻轻地关上心门，让一切的美好缓缓地释放。我想每个人都需要这样一个心灵的百叶窗，开合适时有度。

有人说，有三样东西是属于自己的人生战利品：学习、追求和饮食，换句俗话来表达，就是做一个喜欢书并有信念的"吃货"。哈哈，其实从小我爸爸就这么说过。七八年前，爸爸没有失语的时候，看我天天忙碌无暇地工作，就对我说：女儿啊，一旦退休了，一定什么工作都不做了，过一点自由的生活，也要学会品尝饮食，看看风景。应该说父亲先前教导我的、要求我的，我都做到了，剩下的就是今后面临的这种选择。当然，到时我会开启心灵的百叶窗，荡涤一切疲惫和倦怠，静心安心地给老年生活一片清朗。我知道当时父亲是心疼我的健康，但即使老来，我仍然不会丢弃读书和理想，因为必须保持自己持续拥有善良、诚信和奉献的实力，这是需要终身修炼的功课。对于父母，我没有做到孝身、孝心，但孝智、孝慧还是做到了。虽然没有什么惊天动地的作为，但尽了对社会、对他人的一份力，这使父母很安心。传承节俭、勤奋和善良的家风，可能是对父母最大的孝道。

记得周三下午下班去医院做双膝关节的磁共振，庞大的设备是青白色的，墙壁是白色的，成像设备的圆形通道就像古堡的拱门，给人以遥不可及的遐想和敬畏。我按医生的指导，轻轻地躺在移动床上，把医生给的棉球塞住双耳，直视天花板，有一幅清透的彩画，蓝天为底，白云和几片绿叶似乎在缓缓地飘动，"百叶窗"立刻打开，微微的风嬉笑着摸过我的额头，飘进"百叶窗"。哇噻，恍若隔世，心跳减慢，心神回归，跃入内心的桃花源。移动床带着我驶向"古堡"深处。检查开始了，耳边响起沉闷而空旷的声音，几种声音交替，"嘟、嘟、嘟……""哒、哒、哒……""嘀嗒、嘀嗒、嘀嗒……"还有"嗡嗡"的长鸣，然而我丝毫没有因嘈杂而心烦，反而有深度催眠的感受，享受毫无思想的清醒着的慵懒，不由自主地闭上了眼睛。这些清凉是医院人性化服务带来的温馨，帮我打开了"百叶窗"。

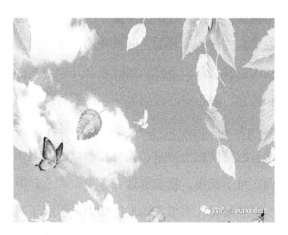

想起另一段经历，也是在系统一家机构出来，因为天晚了，没有开车，便打开手机 APP，叫了辆快车。上车后，司机师傅很健谈，

可能是我在机构门口候车，所以认为我也是从事医务工作的。他说，医务人员是社会上最好最善良的人，即使是坏人，只要学医几年也会变成好人，因为医生从学医开始就是接受着善良的教育，就是救死扶伤的使者，而且服务的是普通人，所以发不了大财，也当不了大官。我很吃惊，因为过去坐车，只要说起医务界，不少诋毁的语言，更多是误解与偏见，医患之间最大的矛盾是医学信息的不对称。其实，我都能理解，也无须辩解。司机师傅还热情地说，有些人你一定要提防，那些人在你还能为他看病提供方便的时候花言巧语，尽说好话，一旦你退休，没有权力提供看病便利时，他连招呼都不和你打了，因为他看上的是你的职位，不是你本人。啊哈，北京人真是很讲政治，很有洞见力，司机师傅教育了我。当然，这车坐得很舒服，我也忘了去关注计价器，快到家的时候，我问了一句：您怎么对医疗行业这么熟悉？他说，他爱人刚从一家医院妇产科主任的位置上退休。哈哈，乐死我了，原来是我们医生的家属，"只缘身在此山中"，但我依然得到滋养。

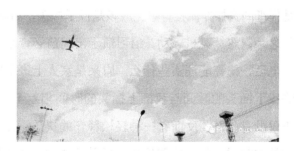

医病如理家，治国如治病，要想有特效，首先要医心。5G时代都来临了，眼花缭乱的信息带来不同阈值的撞击，张弛有度，会增

加理性，让"百叶窗"时有启闭，除却浮躁，脚踏实地，这才会有诗和远方……

2019 年 3 月 23 日

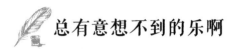 总有意想不到的乐啊

那天的清晨醒来，依旧是 6 点多。因为可以直接去开会的地儿，不用赶到单位用膳，所以就在家里解决早餐了。

很想吃一碗红薯稀饭，于是起身去了厨房，把米和切块的红薯放进电饭煲，然后返回余温尚存的被窝，不慌不忙地舒展几下，鼓舞一下体内的阳气，抵御早春的寒意。然后，悠然地打开"学习强国"，浏览半小时的视频，再开始穿衣洗漱。一切就绪，便去厨房看看粥是否快煮好了，忽然发现电饭煲的电插头并没有插上，所以食材还在初始状态。哈哈，当时甚是吃惊，暗想，真的是年龄大了，将来会不会也像《All is Well》里患有阿尔茨海默症的苏大强？于是我不甘心地仔细回忆操作流程，感觉应该是插了插头，启动了程序。在百思不解之余，忽然灵机一动，给习惯于出门前必查水电气的家人打了一个电话，或许能证实些什么。原来是家人上班出门前拔了插头，或许拔下插头的时间与我插上插头的时间相差不过 5 分钟。嘿嘿，我不仅没有生气，反而有一种轻松释怀的快乐。而且，即使是一个人独处的时候，醉心的傻乐也是可以泛滥的，从心到面，甚至发声，好像我当时就憨笑出了声音。

这是平常百姓家的平常事，或者说普通人家的生活就是这样，

偶尔的生活小事件，能打破匀速的生活节奏，激起一波小小的浪花，也挺好，至少丰富生活和活着的乐趣。

那天的早餐吃了一片面包，喝了一杯牛奶，然后习惯性地冲了杯挂耳咖啡，淡淡的清咖气息弥散在空气里，又卷着温暖飘进我的鼻腔，进入我的脑海，荡涤了清晨残余的昏蒙，立刻神清气爽起来，小喝一口，然后让清苦的甘怡之气在后鼻腔环绕一会儿，再徐徐咽下，实在是惬意。正要再喝的时候，想起中药汤药还没喝，便不舍地放下杯子，又把汤药热了，倒进杯子里。当一黄一黑两杯液体呈现在眼前时，选择是显而易见的，先喝药，这是调和身体阴阳、治病养身的必需，而清咖可以倒入保温杯，带到会上喝，既可以舒缓情志，又可以解渴提神，确保精气神充沛。

看着两个杯子，心里琢磨，黄连和咖啡都味苦，为什么喝出了不同的天地。大概是因为所喝汤头中，黄连为君药，其苦无比，"哑巴吃黄连，有苦难言"的心理感受，似乎也是让你记住黄连之凄苦，珍惜饴糖之甘美，乃治本之功。然咖啡似有不同，饮之则略有一丝悠悠之清苦，一吐委婉之感伤，移花接木，换一时之舒缓，治标之法。何为？或许是黄连苦寒，归心、脾胃、胆、大肠经；而咖啡辛温，甘苦涩，入心、脾、肝、肾、大肠经。二者一寒一温，一苦一甘苦并寓，道在其中。黄连苦得彻底，苦彻心脾，能清热燥湿，泻火解毒，清中焦之痞满，还后天之本之重生，有点壮士断腕之感，实为疗疾之利器，；而咖啡则是苦中有甘，五味杂陈俱全，常啜之可提神醒脑，疏肝解郁，实为刚柔相济，缓缓施力。咖啡只要不加伴侣和糖类，不同的人可以品出不同的味道，可苦可甘、可酸可涩，端杯便是放下，放杯则是拿起，笑看悲喜。

　　黄连的药用部分是根，咖啡是果实，都有加工炮制的过程。只是身为黄连，就不是咖啡，反之亦然。二者各有所用之处，如各有所需之人。黄连素比黄连更为人们所知，但黄连素是从黄连中提取的一种成分，是苦的原因，而黄连作为一味药材则协同作用更为宽泛。咖啡的成分也很多，但强调单一成分的作用就会冲淡对咖啡的认知。还是简单点好，黄连治病，由医生评判；咖啡养性，应品者自知。

　　只要插头我插上了，虽然煲粥没有成功，但证明了不是我的记忆出了问题，这比吃上红薯米粥重要得多；只要汤药喝上了，虽然中断了喝咖啡，但没影响按时"喝汤"，就是上好的选择，这比晚一点细品咖啡重要得多。嗯，只要用心的深度去衡量得失，便可悠然自乐了。

　　今天是清明，人们既要祭奠上坟，因追忆而怀悲凄凉；也会因喜春而踏青赏花，我就在心里惦记和缅怀，并看着窗外的嫩绿，安静而深入。

2019 年 4 月 5 日

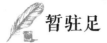

暂驻足

人一辈子应该有很多次阶段性的选择和停顿。停顿的时候你会在内心的导航下，仿佛回到小时候的原生状态沙土地，你可以自由地光着脚，一边披头散发地行走，一边低头看着泥土和砂砾，并让所有的穴位被碎石扎扎实实地按摩着，无论犀利的风，还是和煦的风，都可以淋漓尽致地招呼我，而我则轻轻地"挥挥手，不带走一片云彩"，然后欢快地、充满希望地走向新的起点和未来，其实每一个人都是这样。春天里的樱花谢了，但海棠花又开了，而且带着迷人的香气，越来越好。

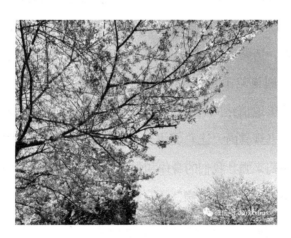

看懂别人是智，看懂自己是慧，既能洞悉别人，给予最大的体谅和包容；又能剖析自己，拥抱自我的自卑和恐惧，这便是智慧双栖了。一般来说，先天就有慧根的人，便是传承了那份不用言明的优秀基因，有着与生俱来的识己知人的本能，但这样的人甚少，想

必是多少代祖上积了大德，才会有如此的血脉心性。作为普通人，我们用了很多时间和精力去揣度他人，寻找支点，忙于养智，忙于编制自己的处世方略，却忘记了内审自己，客观地评判自我的优劣得失。慧眼是借不来的，必须自己韬光养晦。所以，如果能做到以智养慧，把成就归于平台，用坎坷培养成长，知己知彼，便能逐步迈向贤达，收获健康平实的人生。

　　画个小句号，可知止而内观。身体只有阴阳调平，心安神归，而后才谈得上修行，这是我最近明白的道理。病因源于邪气入侵和七情过度，"邪之所凑，其气必虚"，脏腑失调，才会被情绪击中，"喜伤心，怒伤肝，忧思伤脾，悲伤肺，惊恐伤肾"，各选其所在脏腑而毒之。因此，情绪是五脏六腑虚实的果，五脏六腑的虚实便是情绪的因，缺少智慧又是情绪的果，如心脾虚而肝郁之人，易多疑，自卑而易怒，情绪失控而伤及他人，而事后后悔且备受煎熬。久之，情绪失控，则谋略不足，人财远之，甚或贪婪，亢龙有悔。所以，当发现自己出现情绪问题的时候，可以停下来，短暂脱离现有的环境，在其外来观其内，让心灵成长，让"页面"刷新，同时，还可以利用中医药来强壮我们的身体和强大我们的心理，然后修行内涵。当然，医不叩门，总有"病"不自省者，易生败笔。

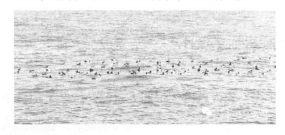

人生没有永远的上坡，也没有永远的下行，花开花落、云起云落，要的是顺应规律。只有止而蓄积，祛邪扶正，波浪式前进，螺旋性上升，方获阴阳平和，圆满"结题"。

"人生是一辈子的修行"，如果你是中老年人，就"每天听或读一篇文章，训练专注力"，让宁静常来，同时要适应身体亏虚的新常态，主动创造新的身体和心理的平衡状态，克服负面情绪，既不庸人自扰，也不要杞人忧天，而应不断涵养人生智慧。

如果还在担心今后和恐惧未来，就可以现在停下来思考清楚，再积极行动。用中医哲学调理好身体，疏导好心理，有几个知心朋友，选择回归初心的梦想，为一个永远不会"退休"的未来做好准备。

2019 年 4 月 15 日

一段旅程

一直以来，30 岁左右的年轻女同志一般都有一个共同的特点，尤其是职场女性，事业、家庭，或其他方面都不可避免地陷入困境或者面临两难的抉择，有的还会缺乏自信，对生活充满疑虑。

很久前听过这样一个故事：有一次，一位年轻的女同志去海滨城市出差，那是她第一次看到大海，那一望无际的海面，波光粼粼，太阳照射到海面上反射出刺眼的光芒，让她豁然开朗，就像有一股清泉缓缓淌过心间，不禁感慨起来：原来大海是这么的宽阔和奔流不息，如果让自己置身其中，就会渺小得连个影子都看不到，所以，这世间再大的事也没多大，只要心有海一样的容量，就会和着自然界的律动望着远方。这是一段旅程，从心开始。

后来，在充满矛盾和挑战的成长过程中，她会时常想起第一次看海的启示，淡化了不少的烦恼和忧虑，同时在安静的状态下，能理性地解决好面临的难题和困惑，犯错的概率也减少了许多。因为似曾相识，所以就像亲身体验的一样。

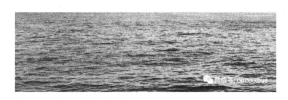

随着时间的推移，越来越感觉大海中每一滴水的生命如同我们每一个人。再次看到大海，便再次审视自己的内心。孩子给我推荐一本书路上阅读，名为《直面内心的恐惧》。这本书给四种人格（分裂人格、忧郁人格、强迫人格、歇斯底里人格）做了心理分析，形象地通过自然界所有生命受到的四种力（地球的自转、公转、离心力和向心力）的作用来描述，变得通俗易懂。

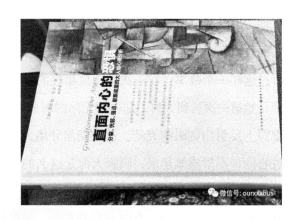

分裂人格如地球之自转，"害怕失去自我，避免与人来往"，生活和工作中高度自恋，一旦知识和权力掌握在手中，毁灭性风险很大；忧郁人格如地球之公转，"害怕分离与寂寞，百般依赖他人"，不能坚持己见，过度在意他人，内心悲观失望，害怕"自转"；强迫人格如同地球的向心力，"害怕改变与消失，死守着熟悉的事物"，内心有严格的清规戒律，追求完美，永远充满希望和追求；歇斯底里人格如同地球的离心力，"害怕既定事实与前后一致的态度，专断自为"，有着强烈的自尊心，渴望变化，虚荣、任性、不计后果，甚或变成双面人。其实大海没有"自转"不成其大海，没有"公转"无所谓有容乃大，没有"向心力"则失控而四溢成灾，没有"离心力"则无力而助船前行。

每一种人格都有其优秀的一面，但也有其致命的特质，所以我们需要不断地在心里耕种美好，纠正人格倾向中的偏差，不断完善自我。不管你愿不愿意，只要一旦踏上路程，人生就无法回头。

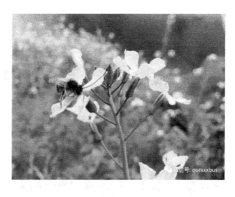

人格的形成与儿童时期的成长密切相关，但任何人都无法选择自己的原生家庭，都需要独自在社会和生活中提升心性和境界，只要不断地努力。

有幸看到这只蜜蜂采蜜，便连同美丽的鲜花都拍了下来。发现他人的美好，并从内心放大它；内审自己的落差，找到内在的阴影并消除它，一切就会变得和谐和舒服起来。

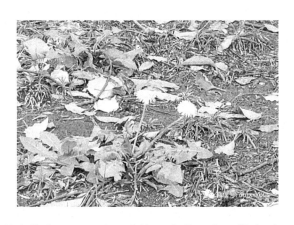

　　即使是在贫瘠土地上独立绽放的小花，也要带出爱的回响，要有温暖。有时间要去看看海，也可以去看花的海洋……

2019 年 4 月 18 日

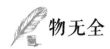 物无全

　　今年是己亥年，云"司天为风木，中运为湿土，木能克土，故为天刑。此年上为厥阴风木司天，中为少宫土运不足，下为少阳相火在泉"。时下已近小满，寒气尚未去尽，脾胃中土不运，又有风盛燥土，时人易患消化系统疾患，更易出现急躁善怒等情绪变化，以及眩晕、胀满等肝脾不和之症状，所以宜食酸甘，调和脾胃。其实无论何年的运气，都应顺天流、接地气，变化于身，重视饮食起居和情绪调适，以求心康体健，内外和谐。

　　物无全，以求同。每个人都有自己独有的体质，五脏六腑虚实各

有不同，身体表现也就各异，但有一点可能是共同具有的禀赋，那就是学会了解自己，能和自己的身心对话，学会安抚自己的身心，在现有的状况下，最大限度地平衡自己的阴阳，求得阴平阳秘，精神乃治。

能静下心来观察自己，或者说反省自己，无论是身体还是心态，这都是一种能力。有人说，在当下去谈哲学层面的东西是奢侈的，因为我们有应接不暇的新知识、新技能，还要不断被动接受新的与社会对话的方式，而且在多元价值观交织的当下，完美的理想追求与现实的冲突还是令人内心无法平静下来。正如平常的生活和工作中，人们或多或少都有些压力和情绪，甚或我自己也是如此，表面看谈心态、谈道德是一种奢侈，但实际上这些或许是不健康的原罪。有了认识上的"病理基础"，再和着今年风木司天的运气，便时而有郁冒之势。所以，不谈点思想认识方面的东西，包括道德，恐怕不能祛邪扶正，解决根本问题。健康的根本是道德，就是按照规律去做人做事，这就是天道。

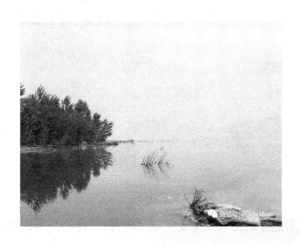

　　人如自然，并应自然之约，涵养心性。如天则阳气升腾、挥洒云雨，充满勃勃生机；如地则厚德包容，接纳粪土，催生遍地花木。如是则百污不侵，脏腑气机调畅，胸襟豁达开明。没有脾虚肝郁的人，气场都是超好的，谁不愿意和慈眉善目、充满正能量的人做朋友和同事呢？所以，有些人表面上看有情绪问题，实际上还是身体里脏腑虚实的基础作祟。遵从天人合一，掌握些养身养命的知识和方法，对于处理社会交往都是很有益处的。

　　有道是："咖啡，平静中蕴含着狂欢盛宴；茶道，则是飞舞之中的平静如水。"这恰如天地阴阳，皆刚柔相济，动静相宜。无论是咖啡还是茶道，不可或缺的便是水，水可以沸腾或者偏温，如此一来，虽然咖啡或茶的味道截然不同，但咖啡和茶叶的香气却始终飘逸。要选好材料，加上择优的程序，合着个人的喜好，便是一杯上好的饮品，爽口养心。否则就不是你的"那一杯"。生活和工作也一样，远离那些负能量、低俗，亲近那些和善、贤德，这不失为一种简单而明智的选择，因为生命毕竟是有限的，改变不了的就不用去努力。

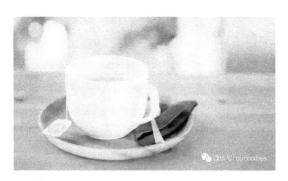

　　今年自然界的运气就像麦兜语录所言："伤心是可以的，但是伤

了胃就不好了"。今年容易心火上炎，所以要多读书，平和心态，控制好情绪，并通过饮食起居，调和肝、脾胃、心之功能，让五脏各归其位，那吃嘛嘛香，喝嘛嘛顺，哈哈，发自内心的美好就这样自然地萌生了。

春冬不杀伐、不裁员、不减薪，夏秋可要勤奋努力哦，否则要秋后算账喽。养好脾胃打基础，疏肝理气有动力。立春之后就是花落，虽然春寒的尾巴还在，但无法阻挡鲜花向青嫩果实转化。

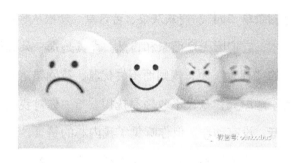

爱可以疗愈，正确地爱自己，就会去爱别人……

2019 年 5 月 19 日

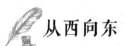 从西向东

这一天，从西向东，我走过院子里的鲜草药园，园里种有沙参、藿香、紫苏、薄荷等常见鲜药，每种两行有余，面积不大，因为人工种植，还是有些雕琢的死板。鲜药之间还有未名的绿植树，颇有些树下经济的影子，尤其是北侧比邻的一排槐树，这两年生长得格外狂野，树顶浓密的"蘑菇"伞像被金属支条"撑"着似的，枝叶

油绿无缝地蓬隆下来，让你完全看不见包藏着的内在，刻意仰头探视，便可见"犬牙交错"般蜿蜒且坚硬灰黑的虬枝，完全丧失了外表的美丽，让人体会到隐约的阴森感，或稍有些厌恶。或许这就是无常的体验。哈，你看着我，我看着你，隔着空气，隔着绿衣，朦朦胧胧，若即若离，没有十全十美的好，也没有一塌糊涂的糟。"阴阳者，万物之纲纪"。

　　这一天，从西向东，我走过去，在没有硬隔离的鲜药园的东面，是自然生态的杂草"园"。有灰灰菜、苦苦草、矮松丛等各类未名的花草和小灌木，它们因无序而亲和自然。尤其是那一朵高傲的蒲公英，白绒绒的"棉絮"团，规则而不失优雅，花网错落有致，均匀稀松，仿佛一触即灭，令人不敢轻易抚摸。哈，你对我说，我对你说，没有声音，没有动作，但你听见了我内心的赞誉，我听见了你内心的叹气。我希望风不要来得太快太猛，不要摧毁你巧夺天工的骄傲；而你告诉我自己是初夏的尤物，很快就会飞花，把所有的种子散落，明年再和我再次对白。"夏三月，此谓蕃秀……"

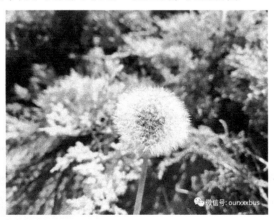

微信号: ourxxxbus

这一天，从西向东，"所有的事情正在发生，而烦恼与我无关"，包括这鬼树老槐和花样蒲公英。

随着年龄的增长，静静地看，静静地发现，原来身边的人或事，好与坏，对与错，都是必然的存在。何以物喜？何以己悲？原来一切的悲喜都是我们自己找来的道具，演给自己的戏。"子曰：生而知之者，上也；学而知之者，次也；困而学之，又其次也；困而不学，民斯为下矣"。可惜我和大多数人一样，属于困而学之，自然曲折了不少。当然，路因曲折而多坎坷，人因曲折而多历练，慢慢地学会不因收获而快乐，也不因失去而烦恼；学会平静地接受指责和谬赞，也平静地接受荣誉和关爱。最重要的是，知道自己是谁，怎样修炼和完善自己，种好因，就会达到理想的目标。

这一天，从西向东，一步一步。清晨紫气东来，去迎接透过银杏树叶的第一缕温柔的阳光；午时漫步在烈日灼灼的院落里，让酷热给皮肤一次"艾灸"；夕阳下，为鲜药除会儿草，任由微风、夏蚊和我嬉闹，体感有好恶，而内心只有自然地相处。

槐树位东，易闻风而骚动；蒲公英位中，得运气而厚养。都不是事儿，心不动，一切都在天地间。

这一天，从西向东，走向未来……

2019 年 5 月 25 日

神秘的力量

办公室有一套简单的茶具，一壶一盖一杯，瓷料相对粗糙，只是淡粉色的外观和似乎有点暗灰色的仿旧裂纹让人稀罕。偶尔偷闲洗洗茶，泡两道，喝两杯，就是盖杯太小，一杯茶两口沾唇就没了，所以做摆设的时候更多些。

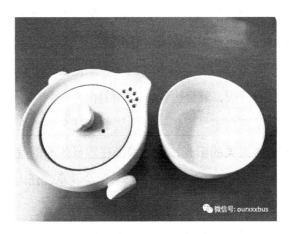

微信号：ourxxxbus

前几天，来人谈工作，便用它沏了一杯茶，顺手将盖子放在袋装咖啡的盒子上面。咖啡盒子放在台桌上，台桌一米左右高，咖啡盒子几乎贴着东墙。随手放下壶盖，就去做事了。第二天一早上班，顺手打开咖啡盒拿咖啡，一时疏忽，前一天放在咖啡盒上的壶盖便顺势落入了台桌与东侧墙壁的缝隙里。我心里暗暗叹息："完了，壶盖一定又摔碎了！"搬台桌还是有点麻烦，也就放弃了清扫碎片的想法。

过了几日，看看壶和盖杯，正好有同事在，就一起挪开了台桌，奇迹就这么发生了。我们没有在地上找到碎片，突然发现壶盖居然贴在东侧墙壁上，大概半米的高度，静静地、休闲地，没有丝毫攀援的牵强。大家都瞪大眼睛，张着嘴，有说不出的好奇。说实话，我第一次遇见如此神奇的事。我轻轻捏住盖扭，丝毫不费力，壶盖便拿了下来，没有粘紧，也没有茶水的印迹，气孔通畅，真不知道这是一股什么神秘的力量，居然躲避了地球的引力，让壶盖保全了自己。

完璧归赵的壶盖让茶具没有了缺憾，更重要的是给我们带来了意外的惊喜和欢喜，远远超出了我们的预料。同事们说：没有做不到，只有想不到。是呀，在生活和工作中，如果我们能为他人多创造些意外的惊喜，多一些恰到好处的理解和帮助，那生活和工作将会多么有意思啊。

可以多一些逆向思维，那么那些你认为一定的结果，或许在对方的思维当中正好相反，有了预设和准备，求同存异就这样产生了。所以你根据经验或常理想到的不一定是真的，就像基因发生变异后，非常态的生命特征也就出现了，并不随着人的意愿而改变。

事物也是这样，会因为意外而感动。记得看过这样一段视频：一个8岁左右的男孩子，他是个乞丐，另一个同龄的男孩子是有钱人家的孩子。有一天，在火车站，破衣烂衫且赤着双脚的穷孩子远远地看到了那个身着新衣和皮鞋的富家男孩，富家男孩可能是皮鞋不合脚，在随着大人上火车的路上，不断地弯下身子摆弄鞋子，在登上火车的瞬间，一只鞋子掉落下来。火车开了，富家男孩从车窗伸出头，焦灼地看着那只掉落在站台的皮鞋。突然他看见那个赤脚的男孩拿起皮鞋拼命地追赶火车，并试图把鞋子扔给火车上的男孩，可是，鞋子没有扔到火车上，又落回到了车外。看到这儿，我以为结果就是这样了，可是奇迹发生了，火车上的男孩子脱下另一只皮鞋，扔出了窗外，穷孩子气喘吁吁地把一双新皮鞋抱在了胸前，那双充满疑虑继而感恩的目光让我的内心受到极大的冲击。首先，穷孩子的善良和气节；其次，富孩子的聪慧和仁爱，还有就是童心的本真和纯洁。所以，这个故事虽然简单，但打破了固有的思维，丰富了我的见识。

"以后的以后总是谜，远远不知道下一秒会怎样"，所以有些事情总有意外，尤其是当你失落和不抱有希望的时候，哈哈，惊喜就要来啦。就像这只壶盖给我带来的完美……

2019 年 6 月 3 日

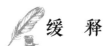

缓　释

前天下午，那个寻常看不见、偶尔闪一面的乐天向上的朋友突然"倒"下了，从接到她爱人电话的那一刻起，我就和她在不同的时空里一起与时间赛跑，直到昨天傍晚她被推出手术室。那一刻，我抓住她的手，习惯性地把把脉，松了口气，啊，命关过了。看着她在麻醉中的恬静，一股热流从我的胸腔往上涌，很想让眼泪流个痛快，但是不行，我已过了那个遇事就心绪跌宕起伏的年龄了。

其实在联系安排住院和治疗的过程中，我并不能陪在她的身边，大概我们这个年龄的人多少都有些历经沧桑而自知方寸，已经明白很多事已不必在乎那些表面上无效的形式，只需一切的有效救治都在有序进行即可，其他就顺其自然吧。或许因为每个人的社会角色不同，有时需要兼顾的东西很多，比如那些必须履行的事务和职责，等等。所以，知道她昨天下午进手术室的时间后，我就一直在克制内心的焦躁，并在祈祷中有条不紊地结束了白天的工作。下班后我请同事辛苦一下，送我去医院，避免自己开车可能出现心不在焉。时间总是很尽如人意，到了医院，等了一会儿，她就被人从手术室里推了出来，陪着她和家人到了监护病房，然后我就离开医院。我想她并不曾知道我来过，但足以安慰我自己，好朋友闯关晋级成功，那种"伤离别"的恐惧顿时消失了。

　　昨天也是我值班，回到单位，静谧的夜空下，院落整齐而幽静，空气中弥漫着潮气，颇有些仲夏夜里绵绵细雨的感觉，只是这绵绵细雨在我心里。上了电梯，走进楼道，发现细心的同志给我留着灯，在灯光的引导下，我施施然走进了办公室。忽然发现办公桌面和室内都有些杂乱无章，但是我累了、饿了，一改以往的"洁癖"，坐了下来，只有思维活跃起来：女性更年期易发三大类疾病——心脑血管疾病、骨质疏松和阿尔茨海默症，她患了第一类，而且来得比较凶险。其实每个人都会面临不同疾病的风险，这风险就像子弹上了膛的手枪，不良的生活方式或者长期过度的压力和情绪影响才是扣动扳机的罪魁祸首，尤其当人生走向衰老，机体抵抗力下降的时候。

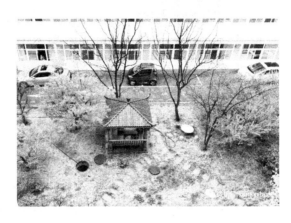

是啊，身体平时是不说话的，只有当你不断地"虐待"它，过度地挥霍它，超出了它能够承受的阈值，它才会报复你，报复的方式就是疾病，慢性的，或者是急性发作。但是，人们总是在疾病形成之后，才会幡然醒悟，尤其是职场上的精英。所以，如何在现实中去掌握这个度，"不负如来不负卿"，的确是一件难事，甚至需要终身去感悟。

办公室是安静的，只有一只蚊子来找我"聊天"，我想：反正吸饱了血就走了，也就没有理会它。直到它的"吵闹"让我失去了耐心，便伸手拍上了它，哈，有一小许暗红的血，原来它已经吃饱了，还是不满足。要是它能知止该有多好，可是别说是蚊子不知止，就是人也难以做到，所以说古之圣贤不过了了，当今更是甚少。有时候想，不管是生活中，还是工作中，不如意事时有发生，其实就像让蚊子叮了一下，我们因为被叮咬的痛扰，才衬托出生命中快乐的滋味，犹如因为疾病，我们才知道健康的价值。

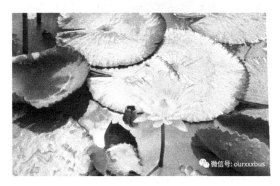

"春来花自青，秋至叶飘零"。一年一年，一晃而过，又到端午节了，我和病榻上的朋友认识有十一年了，其实隔着行当，各自都说忙，很少见面，只是每次遇见都有种随意的快乐，让我无比珍惜，"你见或不见，我就在那里"。

要感谢疾病，是它提醒我们要思考如何与自己的身体和内心和谐相处，如何在繁忙中淡定心神，如何让上了膛的子弹不发射或者

晚发射，这是智慧。当然，由于诸多原因，我们可能做不到无疾而终，但能享受有质量的生命也是一种上好的选择。

2019 年 6 月 7 日

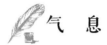

气　息

　　我出生和长大的那个西北边陲的兵团小镇，现在已经是非常美丽的地级市了。前两天，同龄人发来了几张风景照片，问我还认识不认识，我毫不犹豫地说：必须认识。岁月蹦蹦跳跳地过去了 30 多年，尽管曾经如同流鼻涕的小女孩一样的小镇已经出落成端庄成熟的美丽城市，但她还是从那个胚子里抽出来的芽，即使茁壮成长到现在的模样，还是透着那份原本的真。所以，无论那山，那树，那水，那人，合着裸露的黄土地，依然还是仰着倔强的头，挺着脊梁，和那一片豁达的天空交织在一起快乐地欢唱，依旧是很熟悉。

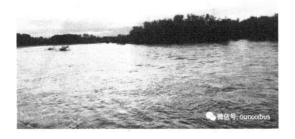

　　这是额尔齐斯河的傍晚，夜幕来临，清风自由拂面，河面轻轻荡漾；树木在岸边摇曳，云霞在天边吟唱；还是那般模样，于是我

嗅到了儿时的气息，这气息挑逗起融进我骨子里的东西——玩就玩得酣畅淋漓，学就学得像模像样，好就好得掏心扒肺，恨就恨得牙根嚼碎。虽然情商不高，但还是喜欢活得自由自在。不知道小时候爬过的并且掏过鸟蛋的那棵参天大树咋样了？想想就情不自禁地乐呵，在额尔齐斯河边长大的孩子，可不能说自己不会爬树和游泳，尽管作为女孩子似乎显得野了点，但还是值得骄傲的，那时想了就做了，做了就高兴了，高兴了就不遗憾了。哈哈，儿时是回不去了，保持这种兴致也是挺好的感觉。

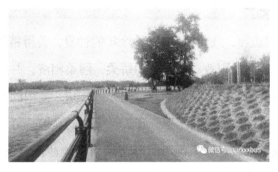

这是平顶山下的步道，步道也算是依山傍水。有水，有树，再有风能到达的地方就是好风水，因为风吹草木生，水涵牛羊壮，小镇有群山依伴，动静相宜，自然更是好风水，好风水自然养育好生灵。30年前的平顶山是光秃秃的，也是我们玩耍的好地方，山上偶尔会有野葱、野蒜，但基本上是土山，但现在不一样了，水被引到了山上，经过几辈人不断地植树插绿，逐渐有了青山绿水好景致。当然，现在的小镇城市化了，多了不少方方正正、错落有致的人工雕琢，有些泛城市化的感觉，但是，无论怎样装扮她，她还是透着压不住的执拗，那是一种原生动力。

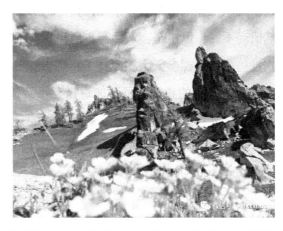

"春色绕边陲，飞花出荒外"。今年的仲夏，美得精致，美得自然。地上有岩石的刚毅、有花草的娇柔，刚柔相济，并直面蓝天白云，这才叫五颜六色的美伦和通透阳光的舒坦。高中的时候去过一趟地区的城里，参加奥数比赛，那天晚上住的宾馆正好在叮当河的河边，夜晚一片寂静，只能听见叮当河里激流冲击着石头的声音。清晨，走近河边，哇噻，河水清澈见底，河底全是大小不等的石头，依然是一道美丽的风景，至今难忘。

是的，小时候见识得最多的是自然中透出的美丽，但实际上孕育的却是更多的内涵。那时候，同在一个师部兵团里的大人孩子们相互亲和，并不陌生，一群简单而质朴的人，过着简单而质朴的生活。因为有缘相遇，值得追求一生，变的和不变的都镌刻在我们的心上。想来，从成长教育的某些方面来看，现在被"催熟"的孩子们是比较"可怜"的，没有我们小时候那种"散养"的自在和接触自然世界的真实，尤其是我这样飘在中间的孩子，上有姐姐，下有弟弟，不被过度关注，反而有了不可多得的触摸各类存在的机会。比如，小时候，会因为贪吃那口蜂蜜，被野蜂蜇了舌头，肿得合不上嘴；会因为爬树摘沙枣划破新衣服后被妈妈痛打一顿；也会因为数学老师的一次表扬而疯狂做题……这些懵懵懂懂的感知，其实便是生活和生命的积累，对现在仍然是弥足珍贵的。

从边陲出来的孩子，已经慢慢地变老了，但被额尔齐斯河水浸泡过的脾气不会改变，就像孤傲挺立、斜而不倒的额尔齐斯河边的大树，桀骜不驯地生长，不断顺应水位和水力的变化，历练刚强的品质，预知和对付可能的风险，平顶山也是如此，这就是那片土地的基因。

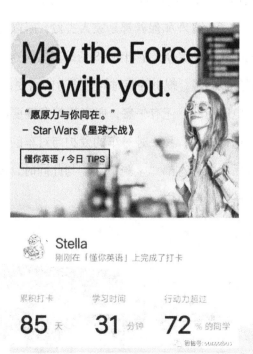

哈哈，这是一天都不能拉空的学习，不是为了提高英语水平，而是要力争不被老年痴呆击中。

回顾以往，向着前方，依然伫立在那个方向，跟着自己的心走，不失本分地适应一切需要的矜持，内心依旧……

2019 年 6 月 14 日

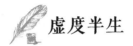 虚度半生

昨天周六，中午下班路过洗车房，便捎带去洗车，擦车的小伙子说右后车胎泄气了，需要检修和充气。听罢，心还是紧了一下，这车开了快七年了，修理和保养都是家人去做，所以至今对车的知识和管理一无所知，决定今天亲自到 4S 店给车做保养。

店里的服务很温馨，提供等待时间里所有的需要：茶水、果茶、WiFi、沙发、电脑游戏，还有午餐，原来保养车辆要耐下性子等待三个多小时，这样看来，我平时对车的爱护与对车的养护的性价比极不对等，今后要善待这部"坐骑"了。与此同时，内心也安静下来，惬意地喝茶，看看微信。

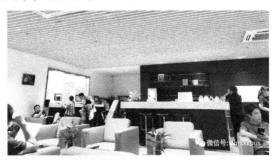

有那么几个小时离开所有熟悉的环境、人和事的时间真不错，放空的思想有种"格物致知"的透彻。如同跳出三界外，去看世间的是是非非，也如同台下看戏，去看台上你夺我抢，但都有我们的影子在其间穿梭，那影子时常是那么亢奋和高涨，时而又是那般孤独和无奈，似乎在追逐，又似乎在回眸，纠缠中远离了本我的自在。啊哈，我们居然亦如此浑浑噩噩的半生有余，甚至还在竭尽全力地继续。顿时想起海子诗里的一句话："我年华虚度，空有一身疲倦。"

是虚度半生，还沉溺于抖音"抖"出来的虚拟，竟然没有深刻去践行理解他人和换位思考。在生活和工作中，接受别人和自己相同的观点和行为很容易，并会因此珍惜彼此的缘分；却没有意识到我们更应该接受具有不同的观点和思维的人，那才是真正的缘分，正是他们的不同才使我们成长和成熟，而不必视为异类，要分出个子丑寅卯，这毫无意义。曾仕强教授说："西方人的道歉有效，而中国人是不需要道歉的。"想来也是，中国人需要的是不要形成心结，如果有了心结，道歉就没有用了。所以，想明白了，就要学会预防在先，尊重他人，学会接纳，即便这种接纳有时候对自己也是一种伤害，但也总比形成心结要好得多。谁都会更喜欢一杯热咖啡，接纳便是人与人的第一份温暖，共情便是世界上最美好的情感。

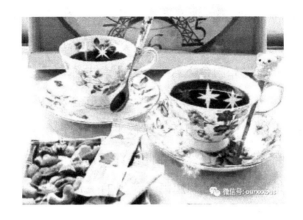

是虚度半生，知道路总有尽头，却还在孜孜不倦地回味曾经的辉煌。喜欢去领悟《易经》的变化无极，并常常堂而皇之地告诫他人要顺应潮流，回头却发现真正无知的是自己，总在"内化于心"，却没有做到"外化于行"。职业生涯的轨迹犹如高速公路到快速路，再到限速路段，最后进去停车场一样，每一段路就像人生从开始奋斗到休止符出现，要给自己一个缓冲，急刹车对车对己都是有风险的行为。其实，职业生涯只是人生的一个重要阶段，还有更加值得珍惜的自由未来。哈哈，我们还可以这样的，让宝马和宝马比速度，QQ 和 QQ 赛技巧，或者钟爱地铁的又快又安全。所以，不要对不同质的东西进行比较，更不必不服输，每个人每个阶段的侧重点和目标都不一样，扬长避短就好，否则就是有些糟蹋自己了，就像是 QQ 就不要去抢宝马的道、好汉就不要提当年勇一样，你的一切荣耀其实没那么重要。5G 都来了，互联网快速迭代已经把工业时代给革命了，每个个体又算什么呢？呵呵，"青山挡不住，毕竟东流去……"

还好，回首望望，虽然虚度半生，但还是坚持自己和自己比较；即使曲折蹉跎，但还是蜿蜒向上的足迹，基本没有偏离主基调。尤其是身体虽有疲惫，脏腑还在原位；心理基本健康，大脑尚无残障，挺好的。小时候，家有长辈经常说，一切都不能过，亢而为害，因为每个人都有自己的造化，都有自己的位置，不可强求，所以人要"贵知"，要有

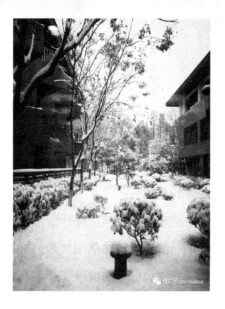

自知之明；人要"贵和"，要懂得和而不同；人要"贵生"，要懂得爱惜生命。

时间真快，车保养好了，我的思考也就到此结束了。今天下雨，有些凉意，但保养车的小伙子很帅气，服务很周到，我得到了一杯热咖啡般的暖和。小伙子还告诉我，车胎有些老化，建议择时更换。是的，再跑段时间来换，那样上路会更安全、更持久。

2019 年 6 月 16 日

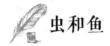 虫和鱼

今天是周日，享受懒懒散散的慢邋遢。先是在床上，半睁半闭着眼睛，看着从窗帘上方"猫"进来的光线，好时光就是过得快，眼瞅着那光线慢慢地热烈起来，从淡白变得金黄起来，呵，太阳已经升起来了！

立刻抖擞精神，拉开窗帘，打开窗户，再回到床上，让仲夏清晨的一缕缕微风热热闹闹地挤进来，跌跌撞撞地倾斜在床上，时急时缓。这风似乎在操纵着那些高耸的大树，让屋外无数连理枝上的绿叶不断地摇曳着天空，那看不见的风哟，不断地亲吻着一片片绿叶，就这样无休止地纠缠，弄醒了整个清晨。这清凉的抚慰与其说是愉悦了我的身体，倒不如说是按摩了我的内心，有一个没有约束和压力感的慵懒的清晨就是对一周繁忙和紧张后的自己的最好褒奖。哈哈，这句话有点别扭，但理不糙。

其实，休息的日子千万不要刻意去讲作息规律，最重要的是身心放松，让气血自由运行，回归本原。要让脏腑自由而随性地"躺着"，比如让上焦心肺、中焦脾胃、下焦肝肾都回到正常的节奏，舒缓经络，清理"内务"，好为明天继续经历各种"糟心"的事情做好准备。是的，也要给它们休整的时间。所以，除了保证水的供应，少吃或不吃食物也无所谓，其实，原本我们的祖先就是在饥一顿饱一顿中生存下来的，身体里的饥饿基因能够遏制因为经常过饱而导致的富贵病，就像糖尿病呀，还有前仆后继的高血压、冠心病等等。

哈哈，这可不是为自己的懒散找借口。

其实，周末一家人起床的时间是不用统一的，大家的脸也是可以不洗的，但早饭还是要吃的，每人一小碗豆浆、一小碟咸菜、一段苞米、一个鸡蛋，简单而简约，而且可以不受时间限制，漫谈家事、国事，尤其是还可以议论点人是人非，八卦热点也不可少，嘻嘻呵呵的，挺有气氛的。当然，要不断地提醒，怎么说都可以，但别吃呛着了。

其实，人在纯净点的心和时光里，去掉些浮躁，放下些在意，就会发现意外的收获。坐在桌子旁，慢慢地咀嚼，地上一枚疑似昆虫的小家伙慢悠悠地爬行着，闯进我的余光里。小家伙一身黝黑发亮，像甲壳虫，但很帅气。一开始我以为是蟑螂，一家三口顿时准备战斗，当我们围着它蹲下来仔细观察，发现不是蟑螂。这小家伙丝毫没有恐惧，怡然自得且堂而皇之，这更加证明它不是蟑螂。正琢磨这帅家伙从何而来，忽然看到昨天朋友寄来的水果，哈哈，一定是和水果一路颠簸而来的。一切生物都是生物链中的一环，都有自己的宿命，于是家人用簸箕载着它，到外面把它放生了。放生是一种选择。

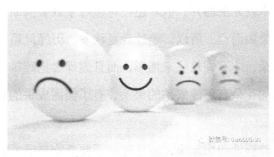

　　其实，静下心来，稍加努力，就可以营造另一番居家格局，增加另一份灵魂禅意。前年去导师家，看到他家里有鱼缸，我就有些好奇，导师这么忙还养鱼？导师指着墙上的湿度表说，养鱼能调节房间的湿度，对身体有好处。于是我也在家里养了一缸热带鱼，开始品种比较单一，后来不断地添加品种，什么玻璃猫、红绿灯、清洁工，等等，多数我也叫不上来名字，所以鱼儿们的大家庭也越发热闹起来，在绿油油的水草里嬉戏打闹便是经常的事。一年多下来，被我称作"小白条"的鱼已经长大成"大白条"，玻璃猫去世了几条，当然有死也有生，有些新出生的小鱼，灵活得很。总之，鱼缸里的生态很和谐，既为我们省了加湿器，也多少带来些生机。鱼儿也是游戏一生。

　　其实，平静一下，就会发现常常是"长椅还在，那片草地也在，只是坐在椅子上的人不知去了哪里"。春、夏、长夏、秋、冬，不仅是草木发芽、生长、成熟、结果、凋零的过程，也是我们出生、成长、壮年、老年、离世的过程。人生的秋天快到了的时候，回头看看走过的路，你会发现，不一定是"你若盛开，蝴蝶自来"，很多时候，很多人没有走到"盛开"时节就凋零了，或者原本就是一根普通的草，根本就无法盛开；或者还在花苞时节就被摘断了；甚或有了病虫害，染病而亡。所以，走过春夏秋冬，历经风霜雪雨依然傲然怒放的花朵，才有蝴蝶飞来增彩，而且蝴蝶会把雌雄花蕊相互交配，让怒放的花朵有可能繁殖的果实，有了美丽成果的转化，这才是最高境界。

　　其实，静静地细想起来，还是轻易不要责难自己，能不能"盛开"，不仅要看自己的储备如何，还要看环境的优劣、机遇的好坏，所以嘛，慵懒一下，智慧生焉。记得前一段时间，有位领导退休了，他在微信圈里有段话，着实让我感动了一把："人生就像一年四季开放的花朵，有的花在春天开，有的花到了夏天才开，有的花要到了秋天才开，有的则要到了冬天才开。人生奋斗是一辈子的过程，20岁的时候就谈论自己有没有成就还太早，人生是看不到头的马拉松。"是的，每一个人生阶段都不过是一段旅程，成功与否从来就不是用金钱或者职位去衡量的，它是无数交集和子集沉淀得来的多元回归方程，每一种因素都不是终结者。

平淡中，虫子遇见了蓬头垢面的悠闲着的我之后，走了；活着的鱼儿似乎也从来没有关注我的来来去去，依然保持着自己的灵动，畅游着；那些看不见的风和空气始终不温不火地存在。其实啊，无论你存在与否，一切都在继续，地上的、水里的；心里的、眼里的……

2019 年 6 月 30 日

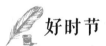

好时节

这周，北京的气候"变脸"有时很慢，有时很快。比如，这周一延续着前一周的天气，那火辣辣的太阳持续地"生烤"着所有的生灵，呼吸的气流似乎不断地烘烤着双肺，所以，大家都焦灼地盼望着，能有一场透透的雨从天而降，彻底清凉一下空气，又如一剂猛药，解毒清心。

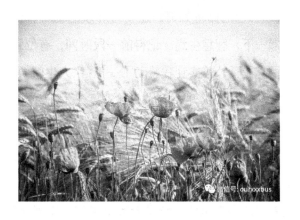

　　还真是"心有灵犀一点通",自然界的天、地、人有着特殊的沟通交流方式,所以,周二下午三点左右,申时,天降大雨冰雹,并有狂风大作,刹那间,天空弥漫着水珠风雾。尤其是冰雹宛如蚕豆,和着疾雨斜斜地击打着窗户,发出乒乒乓乓的声响,那些碗口粗的树也被疾风吹弯了腰,树叶更是像害怕离开家的"孩子",摇摆着拽住树枝。我呆立在窗前,完全置身于眼前这似乎要荡涤所有尘埃的恢宏气势之中。哦,好痛快,在七月天的某个时辰,叩其阴阳两端,出现了热极生寒,给一个及时的缓冲,扫尽多日来一切的郁热烦闷。虽然只是半个时辰,但断崖式的横扫,足以去除昏懵,抖出机灵。不过凡事都有阴阳两个方面,不少嫩叶被冰雹打了下来,还有些青青的银杏也被砸落在地上,很可惜,没有等到秋天的金黄,都夭折了。是运气不好吗?

　　听闺蜜说,西边没有一滴雨落下,不过飘过来一些凉意,虽然不过瘾,但总比酷热好。还真是东边有雨西边晴。周二后的东边一直晴雨交替,天空晴朗,白云悠然,尤其是今天,时不时就有一阵子疾雨清风，很是惬意。但闺蜜说西边还是没有下雨，还是"也无风雨也无晴"。哈哈，同一片天空下，也各是各的光景。

今天是季夏的第一候，小暑节气，又是周日，也是为好朋友一家四口外出送行。有道是"头伏饺子二伏面，三伏烙饼摊鸡蛋"，还有"送行的饺子接风的面"，都像是和日子商量过的似的，巧合到一起了，真是好寓意、好兆头。其实，小暑仅仅是热的开端，今年有闰中伏，大热还在后头，哈哈，"小暑大暑，上蒸下煮"，不管怎样，先吃饺子，祝朋友远行平安，为苦夏者健脾开胃。

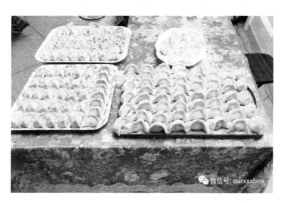

微信号: ourxxxbus

包饺子的时候，听着窗外的雨声，就想在今后的日子里，每一天都要认真过，二伏的时候一定要吃面，可以是炸酱面，或者是过油肉拌面，实在没时间就吃方便面，得把内容过足了。但首先是能想到，且想到就要做到，这样一来，明白了就健康了。这也是一种需要培养的能力。

"夏三月，此谓蕃秀，天地气交，万物华实。"小暑天了，动植物都进入了茁壮成长的季节，所以，期盼经常刮点小风、下点小雨就好，冰雹就算了，太过杀伐之气。因为这个季节依然如人生恰逢风华正茂，意气风发，但又需洗却铅华，寻求本真，以得清新脱俗，淡雅如菊。不要像被夏日里的冰雹打落的银杏，离开了树的滋养，没有了支点，便很快腐烂入土化作泥，作践了好时光。

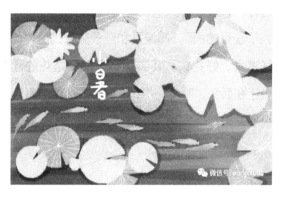

过往由岁月沉淀，当下，"且将新火试新茶，诗酒趁年华"（苏轼《望江南·超然台作》）。听雨欢歌，日子认真过……

2019 年 7 月 7 日

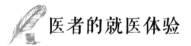 医者的就医体验

要想真正体会患者的感受，除非你真的成为患者！我需要做关节的微创手术，这是一个不算痛苦的过程。哈哈，本来骨科也无大病。说起来，距离上一次住院做阑尾手术，已经有 23 年了，记忆已经淡了，那时我也是临床医生，医疗卫生体系内的人还是有一些得天独厚的优势，一是自己略知的专业知识和对行规的熟悉，能够一定程度缓解医患之间的信息不对称；二是体系内熟人多，混个眼熟，多了几分信任感和踏实度。但时隔这些年，这次虽然是一个微创关

节小手术，但还是让我体会到自己需要更新以往的不少认知。

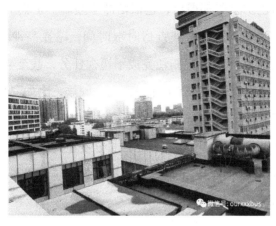

20 年前，我还是在临床熬着黑眼圈的小大夫，也会和病人做术前谈话。那时候，医生难当，患者相对要轻松一点，因为医生希望变着法子让病人知情，但不要紧张，术前通知书比较简单，只有半页纸，所以，医生压力山大，术前要穷尽一切办法去研究可能出现的问题和最佳的解决方案。现在，医疗技术和设备越来越好，规则越来越细，安全措施多了，手术的安全性自然越来越可靠，只是事物都是具有双向性的，一些负向问题也会显现。手术不大，但手术知情书详细得几乎穷尽了所有的风险，感觉现在医生相对好做些了，患者反而在心理上承受了更多的焦虑和紧张，因为不可期的手术结果和可能的并发症，反而让患者增加了感知上的不确定性，更加地恐惧。换句话说，有一种平衡在打破，医生和安全措施之间似乎有了一层被淡化的东西，强化了一种东西。淡化的是个性化和人性化，强化的是责任归属和程序标准。感觉如果中间能够连接起来融合了，就完美了。

　　很喜欢看身轻如燕的护士们，现在医院的条件好了，护士们的燕尾帽和白色护士服都很新，也很洁净平整。护士们的绝世淡妆，也很美丽和生动，只是护理查房时很时尚，略显高冷。她们拿着"神器"，在床头用 APP 一扫便完成了巡视任务，甚至会目不斜视，大概太程序化的缘故，没有了那些亲切的问候，比如"你好，今天怎么样了?""有什么不舒服?"等等，信息化还真是柄"双刃剑"。哈哈，以至于我还一直不知道自己的责任护士是谁，当然，名字是知道的，就印在病房门口的牌子上。操作越来越像机器，就会缺少温度，远离了些人文。

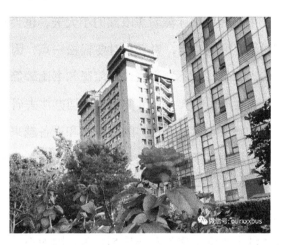

微信号：ourxxxbus

　　很感谢那位麻醉师，是一位女性，很温和。不知道为什么，年龄大了，更加地不抗跌，进了手术室，血压便飕飕地飙升，她问我：紧张吗? 我说：似乎是。她说：我先给你一点镇静剂吧。一会儿，我便觉着自己是英雄了，腰麻时没有了恐惧。给我做手术的张医生是业内做这种膝关节手术最好的医生，所以什么时候开始做的，什么时候结束的，我一概不知，清醒时已经回到了病床。哈哈，不管你多么不愿意经历疾病治疗的过程，但只要想到时间总是往前走，病痛总是会溜走，心里就会充满信心和希望。有时候，体会自己越来越好的状态就特别心存感激，感谢命运总是对自己垂青，总让自己在最恰当的时候遇到最恰当的人，以最小的痛苦，在几乎是"治未病"的时候去解决身体的不适。家人说，这是我的宿命，还是要继续做仁心之事，涵养生命之源。

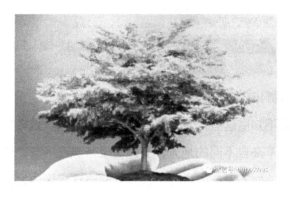

越来越好……

2019 年 8 月 4 日

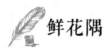 鲜花隅

夜晚的病房是安静的，只有赶上暑天这些日子的雷雨才显得格外闹腾，而且雷雨连续不断地倾吐，显得有些过度。病房窗外正好是配楼的屋顶，暴雨落下，砸在黑色的顶面上，时而噼噼啪啪，时而咚咚成片，好有个性。我喜欢开开窗户，嗅着朦朦胧胧中散发出

来的潮气和清凉。啊哈！原来这上天也一样，在恰到好处的时节，一吐为快，享受如同人类口腔咀嚼运动般的惬意和释放，即使是短暂的满足和愉悦。

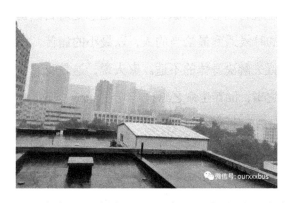

慢慢地挪出病房，总喜欢向左扭头，因为楼道尽头有伴着晚凉的花隅。我不知道这些盆栽花草的年龄，但有一点是肯定的，它们作为盆栽花草来自不同的地方，有缘汇聚依赖在一起，借着落地玻璃门一起看外面不一样的世界，也时常领略这病区内发生的不重样的故事和来来回回不断变化的人。

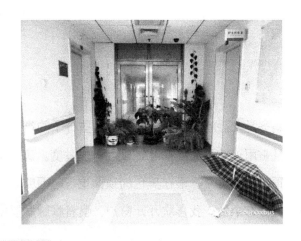

走近花簇，十来盆花枝叶油亮，从这个角度来看，它们都受到了很好的养护和爱。这些花草并不名贵和娇气，都是能随性生长的盆栽，我没有闻到特殊的香气。我认识的花草品种不多，在这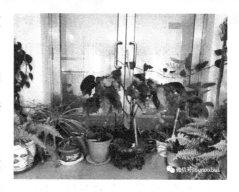些花中，只有海棠花、君子兰等个别的能叫上名字，虽然都是能经常见到的普通花卉，也是比较好养活的绿叶花，但放在了这里就显得格外醒目。这些盆栽有点和我一样，活得简单而粗糙，好养活。花如人，人如花，都有自己的故事。这里能开花的和不能开花的都没有开花，有着生长盛衰不同的光景，只是都很壮实，有朝气，充满了希望和生命力。大叶海棠叶片结实，花枝粗壮，正值旺年；那虬枝不断蜿蜒攀缘的大概也是绿萝的一种，有些竭尽余力的感觉。是啊，人有生长壮老，物有生长收藏，虽是盛年不再来，但"功成身退，天之道"又是另一番生机的开端。闺蜜快退休了，她说她明白了不少说不出的道理，我说这就对了，说不出来的都是大道，活明白了就对了，该放下的就得放下，因为原本看得见摸得着的东西就不是属于个体的，属于自己的都在我们的心里，所以，向前看会更加美丽而生动。读着花，顺手把另一段卷曲的似绿萝的枝叶横着攀援出去，顿时觉着它对我说：伸展后的自己还能前行，还有最后的辉煌，谢谢帮忙！我对它说：尽力就好！

风吹花，花飞花，这是花的梦想。这来来回回的医生护士，都是俊男美女，浑身都散发着热情和信心。医生团队个个帅气，有范儿；护理姑娘们也都阳光和善，我想他们工作时追求专业顶尖，但在业余生活中，也会是聊咖啡一类的话题，只是制服诱惑，气质有些晃眼，多数人没记住。想来日日白大衣卷起的清风不断撩拨着花儿们的情致，花儿们嗅着他们身上散发的内啡肽，魅力飙升，充满了精气神。所以，花隅身处这样的被读懂的环境氛围，自然添了几分翠绿和骄傲。

一本书的开头有这样一句话："一个真正的作家永远只为内心写作。"（《活着》）只有了解自己，才能了解世界。我读花，花读我，我看着花草，花草凝视着我，比照之后更加知道内心的需要，花儿努力绽放活力，我的脚步也顿时轻便了许多。

读出静默与陪伴，读出温馨和坚持……

2019 年 8 月 6 日

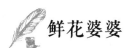 **鲜花婆婆**

在医院康复还是挺耗体力的，上午、下午都比较充实，就是晚上的睡眠轻浅不少，常常迷迷糊糊睡一宿，断断续续自导自演了好几集连续剧，剧情起伏，跟真的一样，哈哈，似乎释放了积攒半生的故事。所以，白天会精神萎靡，思绪混沌。但每天下午的六七点钟，算是"放风"时间，家人会推着轮椅带我出来"散步"。

这几天，雨水明显少了，"利奇马"带来的一波风雨雷电，功成名就，慢慢地退场了，但立秋后的凉爽也接上了茬，所以，屋外微风轻绕，花树摇曳打俏，凉亭接长廊，碧水绕假山，医院虽然楼宇紧

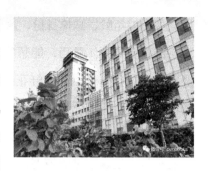

凑，但环境格局还是真好！当然，大黑蚊子也贼厉害！

每天傍晚，有不少的"轮椅"停在长廊一侧，偶有年轻人，老年人更多一些，有点像养老院的光景，但仔细看，都有一定的手术痕迹，或是肩颈，或是脊柱，或是下肢，不管是从哪一栋住院楼出来的患者，时间一长，就都熟悉了。今天家人下班过来依旧推着我，一边

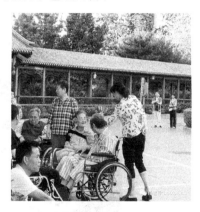

走，一边平和地聊着天，但在拐到长廊的刹那，我像喝了一杯 Macchiato（玛奇朵）一般，那种介于爽滑和浓烈之间的味道在我的心里弥散开来。哈哈，是因为我看到了一位"鲜花婆婆"。

老奶奶看上去至少 80 多岁，应该是做了右肩关节的某种手术，右侧斜挎着黑色的固定带，两侧耳旁插着两朵红艳艳的鲜花，满是皱纹的脸上绽放着天真的笑颜。好可爱的老奶奶，远远看着她和身边的人说话，那神态没有一丝哀伤，不像个病人，倒像是一个顽童。我给这位老奶奶起名，叫"鲜花婆婆"，因为她从内到外的通透，可

以让你忘掉年龄，忘掉身份，永远生如夏花般绚丽多彩。

鲜花婆婆身体瘦巧，能想象，她年轻时一定容貌不凡。鲜花婆婆内心一直有一朵盛开的鲜花。是的，老婆婆经历的日子会有许多的坎坎坷坷，生离死别，也会有顺风顺水、快乐幸福的好时光，只是老婆婆知道这才是生活。因为再美丽光彩的流年和再艰难不幸的遭遇都是人生躲不过的岁月，唯有平和的心和接纳的态度是不变的法器。看来鲜花婆婆的乐观淳朴应该感染了她身边的患者和亲人，他们的脸上都露出轻松随心的笑脸，忘记了自己的病痛。我也一样，似乎服用了一剂心药，放眼身边的一切，顿时都变得亲切和可爱。

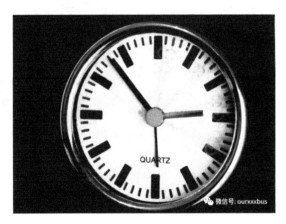

一切的来来往往本就是自然，最终都要回到自己的出发点。于是，我对一位因置换关节后慢性疼痛不休、有些絮叨厌世的大妈说，疼痛会过去的，早些承受，就早些过去，心里想着这种必然，日子就会变得坦然得多，痊愈的日子就会来得更快。就像鲜花婆婆，无论祸福，都笑着、美着，都是好日子……

2019 年 8 月 12 日

容器的意义

　　容器能容纳多少，在于它的容量和边界，但容器大小并不重要，重要的是容器盛满了就变成没有空间再续的实体了，没有了可以承载的空间，就失去了容器的功能。所以，所有的人和事都应该是一样的，都会有自己的容量和处世的边界，或者说是能力和底线。

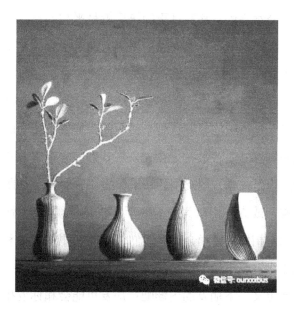

　　容器能容纳清纯干净的东西，也会变成藏污纳垢的地方，或者干净美好的东西不注意养护，搁置久了，也会成为无用的物件。就像你守着一种自以为属于自己的情谊或者钱物，时间久了，早已物是人非，不如清理归置一下，是垃圾的就扔了，是古董的就取出来尘封，至少清空一半的空间，才会实现"无中生有"的光明和生机。

遇见"无名，天地之始"，这是一种能力。

曾经认识一位女士，很漂亮，也不乏善良，只是有些"有聪缺慧"，对于外界事物敏感而果敢，但对于自己本真了解不够，或者无暇顾及自己内心的感受。她在一家合资企业工作，做得很优秀，回头率也高，为了守住那个稍纵即逝的位置，付出了很多，包括健康、朋友和家庭，几年过后，她用尽了心思和力量，但最终还是受德位限制，没有走得更远，后来她离异了，又患上了慢性疾病，还好，她还有机会幡然醒悟。其实真正的快乐就是平和的态度和理性的取舍。所以，世间哪里有什么圆满的事，有缺憾才会创造永恒。不要轻易触碰事业和心理的天花板，要在自己人生的"容器"里及时调整和更新内容，永不持满。嗜欲深则天机浅，可能就是这个道理。

容器可以是透明的，或者是半透明的，抑或不透明的，关键是你能"看见"多少。"故常无欲，以观其妙，常有欲，以观其徼。"其实做朋友也是一样，朋友生活和工作的"容器"和你所承载的内容并不一样，或许你引以为荣的经历，正是她或他生活中的疮疤。所以，与朋友相处，要学会看看他们"容器"里的过去和现在，了解内容和底线，尊重他们的孤独和交往，只有这样才能维系长久的关系。重新定义一下朋友的内涵吧：朋友可能会和你发生争执，甚至会背后说你的坏话，但只要在关键时候支持你，不直戳你的软肋，不触碰你的底线，帮你渡过难关，这就是朋友，不必过于苛责。真正的朋友是敢于承担责任，而不是推卸责任。因此，朋友之间相处，并不需要丧失自我。

慢慢地，你还能体会到，想和对方做一辈子的朋友，只要记住他或她对你的好，忘记你对他或她的好。

"身在此山中，云深不知处"，所以，要有示弱的智慧，偶尔跳出"容器"，审视自己得失，理性分辨，把不属于自己的东西扔出去，尤其是那些其实就是笑话的是是非非；同时植入一些新鲜的"植被"，慢慢地养护，慢慢地成长，"容器"里将会是一捧盛开的花。

2019 年 8 月 15 日

在关键的节点回头

我就要出院了，手术和康复的效果都不错，感谢帮助我的朋友和同事们，温暖了这段时光，感谢医院的医生护士，他们热情、恰到好处地融合了治疗和康复的最优方案，所以让我身体的"小零件"都调整一下，归归位；让我心理的"小疲惫"也缓和一下，归归真。与其说是住院，倒更像是一次十几年来久违的长假。

8 月 1 日（住院的第二天），骨关节四科的张主任"潇洒娴熟"地把我右侧撕裂的外侧半月板切了，术后第二天康复科的瘦小的于大夫便用那双纤细轻巧的手有力地"掰弄"着我的患肢，开始了康复训练。不过我很适应，就像这些年的生活和工作，养成了把各类事物串联、并联混合起来，追求卓越和极限带来的成就感。

8 月 12 日（术后第 13 天）上午十点半左右，我做完康复训练，大汗淋漓，这时突发奇想，就算是搂草打兔子吧，去特需门诊看望我的师承导师温教授，他告诉我他有这一天的门诊，当然，主要是去咨询一下我这持续半年的手指关节腱鞘炎、弹响指问题，这也是需要纠正的"小零件"。我慢慢地挪动着步子，路虽说不长，委实走了好一会儿。见到面色红润、声音铿锵有力的温教授，伸出了我的双手。这一伸，哈哈，让我终生难忘：什么是十指连心！小针刀技术对于温教授来说是小 case。他检查了我的双手，果断地说，我给你解决了，先解决左手的拇指和无名指，下次再解决右手无名指。我虽然有点懵，也有些恐惧，但我知道这是迟早的事，就这么着吧。温教授按着我的左手，对准事先标记的痛点，开始毫不留情地做局部麻醉，针刚进皮肤，我的嚎叫声便响彻整个过道。哇噻，真是太疼了，有种要昏过去的感觉，我大汗淋漓，又搂又抓地环抱住助手的腰，直到麻药起作用后，即便小针刀操作时发出丝丝拉拉的声音，也没有了丝毫的痛感。之后几天便完全治愈了，真厉害！不过最神奇的是，右手无名指的弹响居然被"吓"好了，弹响消失了，哈哈，这性价比太合适了。

不过，说了这么多，却不是我今天最想表达的。我要说的是做小针刀时打麻药的疼痛绝不是在肉体，而是痛在心上。从温教授诊室出来的时候，有种隐隐的心酸和委屈慢慢地变成了滴在心上的泪珠，这些泪珠是在表达我对自己身心的愧疚。回想起来，每次身心应急机制启动的时候，都会有朋友、同事或者是医者对我说到健康的话题，提醒我不要积劳成疾，而我可能把这些忠告当成一种付出后的褒奖，并没有理性对待。刺痛可以令人幡然醒悟：人到节点，要认真地回头看看，看自己过去的人生轨迹，最重要的是向内寻找，或者说是向内归因，一切得失便在其中。

"道可道，非常道；名可名，非常名。"一切尽在不言中。

回头看看，我不知道奶奶爷爷在 20 世纪 60 年代怎样把三个月大的我从大西北边陲的小镇辗转十来天抱到江南水乡抚养，时至今日，爷爷奶奶早已过世，而我现在才想起这件事，已无法考究那段经历。那个年代，我们家的生活是清苦的，儿时最希望的就是能穿上得体的衣裳，能偶尔吃上美味的甜点，就这么简单。

回头看看，小学中学大学，那些伏案读书的日子，的确带着时代的烙印。小学和中学的时候，好成绩总是会令老师和家长满意，并得到夸奖，我为此而努力。所以，那时候有些得过且过，知识学得不深不透，还有些急功近利，高考便吃了亏，没有考出让大人们满意的成绩。大学学习有了很大的自由度，也开始对生活的方方面面有所认识和行动，当然，个性的优劣也都彰显出来。说起来大学时，我比较自我，处理人际关系能力相对较弱，爱冲动，爱嫉妒，还有些好强自负，好在学习不算费力，班主任对我还有所爱护。但心理成长过程中该遇到的坎儿都遇到了，由此，有了换位思考的意识，却也开始求外而忘内，更加在意别人的感受，即使委屈了自己。

回头看看，工作后，先在边疆做了十年医生和七年的管理。实事求是地讲，我是个比较合格的医生，我认真书写每一份病历，会整天泡在病房里工作，从不知道累，晚上忙得太晚了，就会吃安定睡上四五个小时，第二天依然精神抖擞地穿梭在医院的门诊室、手术室，或者其他地方，那时越有额外的工作，就越觉得兴奋，也爱显摆。同龄人可能不喜欢我，因为那会儿我还不懂"木秀于林风必摧之"的道理，但老一辈爱护我，鼓励我，让我感觉收获不小。

后来有点剑走偏锋，做了管理工作，实际上是不知不觉地进入了自己不擅长的领域。摔了不少跟头，碰了不少壁，长进不大。那是我不到 40 岁之前、人生最有活力的年华，都用心地奉献了，虽然有的地方不尽如人意，但我还是能原谅自己，因为做管理比专业要复杂得多，管人真的比管事难多了。不过那个时候我有个错误的认识，就是"靠本事吃饭"。其实，本事只有依靠平台才能实现，后来知道，成功要归因于提供平台的人或者组织。

回头看看，最精彩的还是来到首都的这些年，从市里来到区里工作十四年，恰逢筹备北京奥运会的特殊时期，因为课题研究，随市里去了不少发达国家和地区参观调研紧急医疗救援体系，并把成果应用在区里的三级救治网络和急救社区化建设中。保障奥运的事业如火如荼，至今仍历历在目，挥之不去，尤其是那种什么都不用多想，只顾做事的环境氛围，实在太难忘了。当然，还有后来参与卫生应急体系机制体制的建设、甲流防控、禽流感防控，让我时常能深刻地体会到创新工作带来的魅力。那个阶段，我和战友们养成了晚上吃安定、白天喝咖啡的"小恶习"，让身心都无比受累，却忘了顾及。这些与那时工作的快乐相比的确是值得的。近两年，我去过昆明挂职和参与贫困县的健康扶贫工作，又给了我一段也可能是最后一段卫生健康管理的实践机会，很有收获，至少开阔了我的眼界，又认识了些人，做了些事，悟了些理。更加觉着平台弥足珍贵，更加理解什么是韬光养晦。回头看看，知天命的年龄之后，身体开始有些小毛病，或者说是到了身体报复我的时候，但我反观自己的内心，却没有丝毫的遗憾。只是醒悟到，我的修炼不够，对生命的尊重和珍惜做得不好，其实是可以兼顾的。尽管这些年随心所欲地绑架身体，但幸运的是父母给了我强大的基因和良好的教养，加之人生路上遇到不少有德行的贵人相助，一路走得还好，身心虽有伤痛，但仍保全得不错。

要出院了，我把今天看作人生的节点，并由此求一道栅栏，把过往的经历都隔断出去，把今后的努力留给未来。对于栅栏里过往的一切无须去评价成功与失败，那只是我人生的必然轨迹。栅栏外的世界更加宽广，但面对未来，我想要的东西也不多，因为我懂得人生不可求满，满则会亢而有害。要知进知退，知止知变。

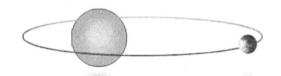

泪珠滴到心里的那天，我请了如同兄长般的心理医生来看我，我絮絮叨叨说完了心里的感悟，他一直在倾听。走的时候，他竖着大拇指说：太好了，在关键的节点回头看看，你知道从内求了。是的，我们永远不要想着改变过去和环境，也不用活在过去和依赖过去，更不要指望应该被记住点什么，"易"是永恒的，所以，能改变的是我们自己，换一个角度，就是换了一个世界。找准了方向，内心就更有力量去做自己的主人。所以，未来要经常问问自己的身心，尤其是在繁忙的日子里，一定要抽点时间回头看看自己，要让生命的长度和宽度在我们自己的手里自由延伸。

2019 年 8 月 16 日

女人心中一座山

每个人一辈子会遇见很多优秀的人，但是否能识出并能与之并肩前行，则取决于你是否同样优秀，或者是否拥有追求卓越的自信。

和大姐认识比较晚了，但是缘在何时是强求不得的，能在合适的时间遇见合适的人，这是运气，也是宿命。大姐有段话，在最恰当的时候教诲了我，她说：女人的内心要炼就得像一座山，才经得起风吹雨打，无论到什么时候，处在什么样的环境，或者是当你离开岗位，或者境遇变糟糕时都会在工作和生活中活出自己，活出精彩；而不能像一座小山丘，遇见风雨就沙土流失，夷为平地，活得窝囊憋屈。

是的，每个人对某个真理的认识或者感悟都是没有上限的，通过思考行动，再思考再行动，才会逐渐接近真相，才会发现听到的和看到的事或人的背后还有我们不知道的故事和缘由，眼界才会更宽一点，心胸才会更豁达一些。

有个孩子为了让忙于工作的父母给自己多一些陪伴，每逢长假便腹痛，父母只好放弃工作陪他到医院做检查，但始终查不出病因，后来才发现他存在心理问题，也就是所谓的巴甫洛夫腹痛。所以，真相往往不像你看到的那样。是的，每个人看待问题的角度都不是完全一致的。甚至有的时候，你做错了某事会得到表扬，但做对了某事反而遭到批评，生活和工作中的是是非非就是这样。然后你就会逐渐坚强起来，学会接纳所有的对或者错，不再评价。所以，随着年龄的增长，人们越来越能领会到人最终都要回到起点。人的精力有限，年轻的时候可以牺牲休息时间去放纵自己，但到了一定的年纪就会发现，净化圈子很重要，尤其要远离那些让人糟心的烂人，因为彼此的格局和价值观不同，永远无法形成交集，但也无须在意其存在，只需生活在各自的世界，彼此当作毫不相干的路人。

如果内心像一座山，就不被伤害，而只会给予朋友无限的温柔。我愿意把这段话和大家分享：很多关系，不是老的好，也不是新的好，而是共同经历了一些事之后，你还真切地觉得对方挺好，这才是值得你认真对待、成为掏心窝子的知己的关系。

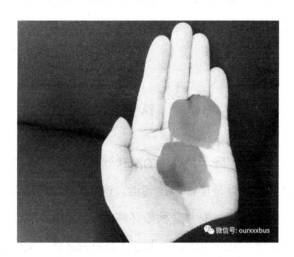
微信号: ourxxxbus

是的，女人内心的这座山是有温度的山。其实万事万物都是有温度的，哪怕是一颗砂砾。有温度地做事，会让世界都变得温暖起来。我喜欢植物和石头，它们常常直通我的心灵，带给我幸福，而幸福的我才会做透着幸福的事，而幸福的事才会充满希望和热情。

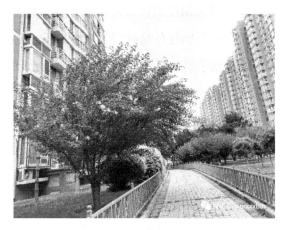

　　落叶知秋，凉意袭人，但秋也有秋的暖。哈哈，扶桑花依旧盛开，月季花红彤彤地绽放，院子里依旧那么美……

2019 年 9 月 16 日

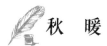 秋　暖

　　再有一周就是霜降了，真正的深秋到了。有人说：只有到了深秋才能领会"活着就是盛宴"这句话。这句话听起来虽有惜秋悲凉之意，但却耐人寻味。岁月之秋循环往复，天干配地支，每一个秋天都带来大自然不同的恩泽；人生之秋如岁月之秋，更似苍木之秋，一年一年，春夏秋冬，年复一年地生长，只要不遭枯萎，便年轮映照岁月，只是树可活千年，人生不足百岁，所以，每一个秋天的回眸，都会有荡气回肠的感慨：不管你愿意不愿意，时间依旧如大江东去不复返，只要你还前进，就会不断地整理自己的得和失，留作冬天的封藏，为下一个春天的绿做好储备……

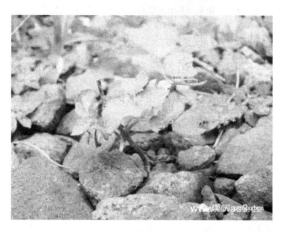

　　秋天属金，是性价比最高的季节。大姨快近"杖朝之年"，因为疾病，腰背驼了，口齿已不是太清楚，但没有"海默"，这便是她人生最宝贵的金秋年华了。大姨有两个妹妹，两个弟弟，生活在天南地北。我的母亲排行老二，半身不遂后在西南老家养老。老三是三姨，年轻的时候就去山西太原生活了。老四是舅舅，在北京。老五小舅在西北。四个兄弟姐妹都已出了花甲之年。乍一看，呵呵，这一家兄弟姐妹还挺有意思，管他个子丑寅卯，大路通天，各走一边，都在各地摇摇晃晃地上了岁数。在今年的金秋，大姨一番"逆袭"，成为家族最闪亮的一颗星，用行动诠释了亲情的全部内涵和最高境界。听大姨的大儿子、我的表弟说，大姨有个心愿，很坚定，要巡回一圈，了却一个心愿，看看自己的兄弟姐妹。据说开始的时候子女们都不赞成，这把年龄，又一身疾病，风险太大，可能是扛不过大姨的执拗，或是为了满足老人的心愿，便有了这次出行。飞机是不让坐了，就坐着火车吧，大姨先去看了住在太原的三姨，然后晃到北京看弟弟，再从北京坐火车到成都。我们以为大姨到此为止，

很难再去那个交通不便到达的西南城市，但是可爱的大姨没给自己
留下遗憾，还是去看了我的母亲。从家人的群里，我看到了老姊妹
见面的照片，好可爱噢，虽都已暮年，但却宛如孩提，笑靥依旧。
我的母亲已经无法用语言交流，但我仍能感觉她们交流得更加痛快。
大姨还是像年轻时那样透彻而开朗，随时都会发出银铃般的笑声。
这张照片感动了我们整个家族，温暖了整个秋天。

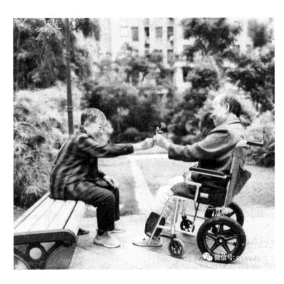

　　因霜成绝品，亦此人生路。大姨从我母亲那里回到了西北边陲
小镇，可以想象，这一路她需要克服许多不便和困难，但是她做得
很好，让我们晚辈汗颜。大姨这番举动，送给了我们晚辈一个大大
的"礼物"，就是极致的亲情。大姨是个榜样，让家人们懂得了一个
道理：想念不如相见。今后，晚辈们也会走动起来，相聚一杯酒，
开怀一阵笑，给自己一个短暂的歇息，让亲情融化所有的郁冷，用
极致的亲情为人生充电。

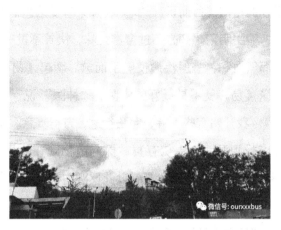

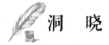

我想，如果有一天，我们什么都混没了，只要还有亲情，我们就依然很富有。今后我会把"我受过的伤，是别人教给我的道理"这句话告诉我的亲人们，这样即使我们行走在不同的路灯下，面对不一样的人生，我们还能抱团取暖，开心走向未来。

2019 年 10 月 19 日

洞 晓

"初"，《说文解字》中的解释是：会意；从刀，从衣，也就是说，用刀剪裁布料是制作衣服的起始。其本义是：起始，开端。有人文大家说：做学问须从源头开始，然后是演化和今天的样子，之后就可以推测未来了。但是找到了源头，如何坚持和不放弃，则是一个人生的大命题。

今年夏天的时候，我去找"神医"调理身体。对中医而言，我说的"神医"是能望其色而知病所，闻其声而知虚实，切寸口而知上下，更重要的是阅其目而识其"心"，知来者受医之福德深浅，而后形神同治，调平阴阳。药方不过寥寥几味，快针不过一两个穴位，就使脏腑调而气血和，一般疾病便随手而愈。聊起《易经》为中医的基因，不懂《易》就不是最好的中医，"神医"说，可以先读几遍《道德经》。我开始有些不解，照法行之，方得真意。无论人事还是疾病，都应找到源头，去伪存真，探究事物内在的规律和缘由。《易》为诸经之源，亦为中医之祖，以此反观内视，似乎有些学思贯通、知信行合一的"顿悟"。

识人难，识己更不易，所以，不同的人对待同一件事可以有不同的结论。想来也是，眼睛总是向外看的，所以我们在审视和评价事物时，习惯于寻求主观因素而忘记内视客观实在；耳朵也是总听外面的声音；嘴巴和鼻子也会被声、色、味、情绪诱惑。看上去，这一切似乎是当局者迷，其实还是个人的修炼不够。曾仕强教授说："道德是最高的信仰。"成功的企业家都知道一个道理：人重要的不是要赢得什么，而是要让自己变得"厉害"。我想所谓的"厉害"就是要建立起自己的品德，并且始终坚守，不放弃。修炼方法除了读书，就是你躲都躲不过去的阅历。所以，练就点儿本事，遇事停一下，让思维有阴阳双向回路，把看到的、听到的放在当时的时间和空间里，用内心沉淀的思想去判断，找到源头，可能正确处世的概率会提高很多。以此类推，凡事都一样。看来人真的到了中年之后才会成熟，并沉静下来。就像深秋之后，蝉叫蛙鸣沉寂下来，它们的身体也凉了，不爱"说话"了。哈哈，挺有意思的，万事万物都那么相似。

　　行医其实也是一个识人和渡己的双向过程。记得有一次和徐文兵老师交流医道，他说，同样的病，同一位医生，同样的方子，疗效却有很大的差异。所以，医者对于那些福德不深、气场不和，或者讳疾忌医、妄自菲薄的患者，不必牵强，可以让医道更深的大家去诊治，否则自己也会病气上身。医者也要洞见自己。比如，游戏背后的推理逻辑。知道国际"DOTAR"游戏大赛是源自一部爱情电视剧《我爱的，热爱的》。长假期间，家人推荐我看看这部电视剧，消遣放松一下。我看后才发现自己很落伍，完全活在年轻人的世界之外。我曾经很抵触孩子在业余时间玩这种团体游戏和收集"皮肤"，担心他会玩物丧志，影响主业，现在看来，偶尔玩玩可以起到训练思维和激发灵气的作用。这种团体游戏除了速度和技巧，更多的是知己推彼的阴阳战术，重点是耐力和信心的建立，所以，不同的人能玩出不同的格局。

　　反思一下，我这些年读读写写的目的并不明确，现在看来实际上是写给自己的，是对自己的"救赎"。虽然有与生俱来的性格瑕疵，是顽疾痼症，但是写可以让自己慢慢地发现源头所在，

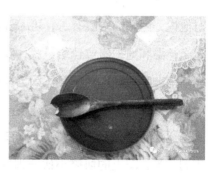

把时间当作药，慢慢地治愈内心的不良认知。对于纠正不了的某些习惯，要坚持活出自己的态度，爱自己和宽容自己。就像大姐欣赏木心的那段话：一个人最高的风雅是恪守内心的尊严，真正的精神贵族，既不迁就自己，也不迁就别人，更不迁就这个世界。

是的，"彼佳，彼对我无情——尊敬之；彼佳，彼对我有情——酬答之；彼劣，彼对我无情——漠视之；彼劣，彼对我有情——远避之"。依然是写给自己……

2019 年 10 月 27 日

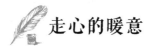 # 走心的暖意

几天前的一个下午，五点钟去政府开会，自己的车限号，便搭了同事的顺风车。开完会，六点多的晚高峰，滴滴打车排队，只好慢慢地向公交车站走去。虽然霜降后傍晚的湿风有些阴冷，但恢复阶段的右膝关节很争气，公交车也到得及时，我顺利上车。车内略有拥挤，让我内心略有忐忑，于是乎，我环视了一下座位上的乘客，看到了身边一位戴着眼镜、面相阳光、盯着手机阅读的小伙子。我对他说，阿姨的右腿有恙，可否让我坐下？小伙子立刻从座位上弹起来，温和地把座位让给了我，我浑身立刻像在德荷面包房喝了一杯浓缩咖啡，舒坦而惬意。因为腿疾，很久没有带公交卡，接着我开始找零钱，翻遍了钱包，只有一角零钱，心里又开始忐忑，车上乘客逐渐减少，我决定从中间向车头靠近，和司机师傅商量一下。走到一半，车上的协警小伙子训斥了我，让我坐在座位上，哈，是怕"年迈"的我摔倒了。我听话地坐了下来，到了终点站，大家都急着下车回家，我根本没有解释的机会，便让道下了车。虽然司机和协警以貌取人，信任了我，但我的内心却像做了错事一样，很内疚。但是想来下次坐公交车可以下车不刷卡，然后补全程，这样本

134

息都够了，又快乐了起来。

又想起上个月的亲身经历。下了班，我开车去参加志愿服务十周年座谈。我把车停在了地下 B2 停车场，便匆匆乘电梯上楼了。座谈结束，我便去地下停车场准备开车回家，但却怎么都找不到自己的车，事情就这样变成了故事。我记不起来停车的位置，也没有注意到标志性的位置特征，我在偌大的停车场找了几乎半个小时后，丝毫没有进展，实在走不动了。这时，我恰好遇见一位管理停车场的小伙子。他的相貌特征很明显，因为他做过上唇畸形矫正术。于是我求助于他，请他帮忙，小伙子稍有勉强，但看我一脸茫然，就要走了我的车钥匙，并让我等在那里别动，转身去找车了。我在原地等了很久，心理也在发生变化，心想千万别受骗了，车再给开走了，越想越心急，也略有焦躁。大约一刻钟后，小伙子开着我的车过来了，刹那，我为刚才的怀疑狠狠地批评了自己。感激之情无法言表，于是我不停地表达自己的谢意，并真诚地拿出钱来表示感谢，但被小伙子果断地拒绝了。小伙子说，他负责管理 B3 停车场，我的车停在了 B2 停车场。我看了他的工号，希望记住这份美好。

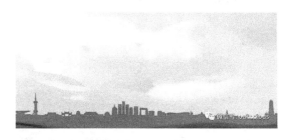

是的，遇到那么多走心的温暖，让我感觉到自己很幸运，感谢自己能生活在这么美好而有温度的时代。好的社会风尚，让每个人

内心都有了正向的评判是非的标准。希望大家都带着宽厚和信任对待身边的人和事，都保留那张初始的充满阳光的底版，内心充满正能量。哈哈，善良和同情心是可以传染的。You raise me up！

2019 年 10 月 28 日

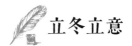 立冬立意

今天立冬，十一月八日，农历十月十二，星期五。今年立冬，我多了一份新意。近日，每天都能收到一位易理大家的问候和问候中必然分享的易理小知识。当然，我和这位老师素未谋面，是在易学交流的微信圈子中"认识"的朋友，感觉他博学而贤达。今天立冬，我收到分享，颇有启发。今分享：立冬在中国二十四节气里属第十九节气，"细雨生寒未有霜，庭前木叶半青黄"，便是中国传统文化对立冬景象的写照。二十四节气属于中国人对自然法则和变化规律的认识，也属于中国人独有的知识。这里有一个非常重要的概念必须弄清楚：那就是"什么叫知识"？这个概念太重要了！

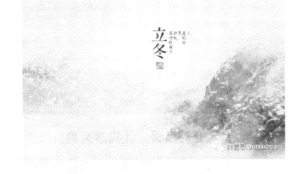

培根说：知识就是力量。可见学习知识的价值和意义。但是，对于什么叫知识，一般人是绝对没有搞清楚的，因为像《辞海》《辞源》《中国现代汉语大词典》这样权威的工具书也没有说清楚什么叫知识，因为你读了这些书里有关"知识"的词条后依然摸不着头脑，这说明这些工具书也存在"知其然而不知其所以然"的问题，尽管我们几乎天天都会遇到与知识相关的话题。

什么叫知识？古希腊哲学家柏拉图说：知识必须满足三个条件：1. 被验证的；2. 被证明是正确的；3. 让人们相信的。

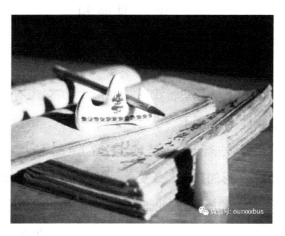

是噢！立冬啦！为了封藏，不少小动物开始冬眠了，将在来年的春天随惊蛰而厚积薄发；大树叶落了，大地能量向下入土，冬天是养树根的季节，冬天树根养结实了，来年的树冠才会繁茂；遵循自然，天人合一，天为阳，地为阴，人居中位而需阴阳平衡，冬天由少阴转老阴了，所以，保持阴阳调和，要早睡晚起，呵护阳气，存储营养，蓄积能量。

哈哈，冬天的被窝可是很暖和的，隔开了外界的寒凉。冬日会凝聚沉静，喝一杯温厚滑爽的普洱，安静下来，静思和读书，内化知识，反思行为，以求养精蓄锐，韬光养晦，待来年的春天升发之气到来，而获得勃勃的生机，给自己一个满心欢喜的开始。哈哈，立冬有三候：一候水始冰，二候地始冻，三候雉入大水为蜃。深入浅出，好好学习，天天向上。

2019 年 11 月 8 日

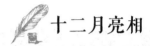# 十二月亮相

十二月突然亮相了，一年是结束了，还是重新开始了？哈哈，幸福是个哲学问题，太深奥，我只需知道和分享：所有的故事都有结局，或迟或早，但生活不会辜负向善向美的人，困顿的时候，拿出耐心等一等。凡是离开的都是风景，留下的才是人生。受的苦，吃的亏，担的责，忍的痛，都会变成一束光，照亮人生最难洞见的心路。所以，人生路上无论遇见谁、遇见什么事，都是对的。

2019 年 12 月 3 日

雪 景

总是喜欢看雪景，尤其是周一北京的这场雪，朋友发来她拍摄的雪景，大概是早晨上班的时间，能清晰地看见曲径上的两道车辙。风是春天的信使，绿是夏天的一抹，叶是秋天的冷暖，雪是冬天的鲜花。这些年，已经很少看见成片厚实的雪花，即使是细碎单薄的雪花也不多见了。天气转暖了，地气疲软了，人气自然浮躁了。雪花是大气的，在无垠的空中优雅地翻飞后，便带着空气里"吵吵闹闹"的霾，还有那些可能致病的微生物，一起融入了土地，尘埃落定。雪花是一剂良药，吸一口雪花洗涤后的空气，沁人心脾。假如能望着窗外的雪景，饮一口红茶或者清咖，再捋捋心绪，一定换来一份好心情。哈哈，与人为善，与己路宽……

2019 年 12 月 19 日

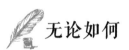# 无论如何

冬至之后，北半球各地白昼时间长了，黑夜时间短了，阳气渐渐回升。不过上班一族，似乎都披着夜色上班和下班，如果再加班，就得伴着恍恍惚惚的路灯，踏着曲径通幽的石板路，带着对温暖的渴望，沉沉地往家里疾走，边走边想着随便吃一口，边走边想着自己的热被窝。今天早晨上班需要走得略早些，数九冬日的清晨，裹在厚厚的羽绒服里的身体并没有想象的那么寒冷。通向地下车库电

梯间的石板路蜿蜒着，若隐若现，白色的石板紧紧地扣住地面，形成浅浅的坡度，步子慢了下来。或许又要年长一岁，从心里就开始笑话自己了，眼神不太好使了吧，身体的敏感性有所降低了吧，所以，要把步履放缓下来，不再一心二用，以此把可能的意外风险努力降到冰点。是的，年轻的时候用速度奢侈地绽放青春，年龄大了就要学会用内敛静默地留住美好的时光。时和光是不能分开的，时光雕刻了千姿百态的人生；时和空是离不开的，时空又打造了广袤的宇宙，犹如我的内心。

走过石板路，穿过小小的"街心广场"，在清晨七点"妙曼"的、婆娑交织的树与影相伴的朦胧里，走进电梯间。电梯间总有股烟草夹着污垢气息的味道，不好闻，只是令人清醒。是哈，生活中的遇见也总是这样，好恶常常相伴相依。地下车库是比较整洁的，寻常百姓家，有辆代步器和停放的位置，很是惬意了，于是乎眼前仿佛"看见"那个内心自由快活的"我"。

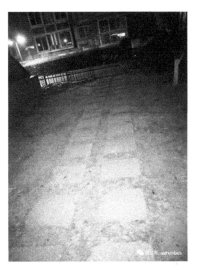

去单位的车程半小时左右，是我用音乐"疗愈"的时光。坐进车里，就想象自己走进了维也纳金色大厅，体验"心药"的滋养。去年，孩子的忘年交送给我一套三碟的小提琴协奏曲，音质好极了，又恰好是我熟悉而喜爱的曲目，如《传奇》《因为爱情》《花儿为什么这样红》《我和我的祖国》，等等，共三十六首，令我百听不厌。其实，我并不懂音乐，但我知道是人都喜欢听音乐或者歌曲。有位老中医说，听音乐能健脾胃，治失眠，因为脾胃不和是失眠的病机之一。不管怎样，半个小时的心灵陪伴，足以带来一天好的开端。

白天属阳主动，总是忙乎生计的时光，无论走进办公楼，还是会议室，只有中午从窗外"走"进来的阳光是自由的，让人体会到冬日的温和，倘若端一杯咖啡站在窗前，便可让思维飘逸一番。前几日，听说最近热播的网络剧《庆余年》，有大腕出镜，便瞄了一眼，不曾想一发不可收拾，追起剧来。剧在说：人首先要活着，但要快活地活着；其次是活着就要做事，做事是快乐活着的动力；再次是要知道为什么活着，要有合适的目标，换句话说，就是知道自己命运的天花板在哪里；最后就是要坚持追求的目标，但做事不能缺德和贪婪。咖啡是苦的，所以有人会加奶昔和糖，殊不知苦是甜的反佐，又是甜的伴侣。冬至日的太阳距离北半球最近，阳光超好，只是夜也最长。无论如何，都是你的。

富兰克林说：人生的悲剧就在于我们衰老得太早而聪明得太晚。直到知天命，才知道蚂蚁为什么比任何动物都勤奋，但最沉默寡言。事物的发展总是需要制衡的，小我也是如此。面对不同的境遇，便有了更多的见识和体验，才知道"恍然大悟"是什么意思，所以要感恩所有的带给你触动的人和事，不管是让你和缓舒畅的，还是痛苦焦虑的，最后都会化作流年路上的滋养。一切的喜怒哀乐和是是非非，"你瞧，归根到底这是你和天地之间的事，而绝不是你和他人之间的事，无论如何"。

新的一年到了，去年的后半年，微信头像随心而动换了几次，但还是觉着原来一直用的那个蜘蛛好，有朋友说有点不雅，但不是大事，我喜欢就好啦。

2020 年 1 月 3 日

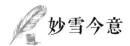

妙雪今意

飞雪银花贺吾辰，行云雾霭润乾坤。我知道要下雪，但不知道下得如此豪迈；我知道大雪忽忽悠悠很惬意，但不知道下得如此美丽。尤其是难得"好雪"知今日，为我来庆生。

一早出门，哇噻，这雪下的，让我的内心着实地忐忑了一下，疑似小小地穿越天际，站在了遥远的大西北。地面的雪有些厚度，树枝挂上雪，多了几分妖娆，只是地上、树上的雪都有些松垮

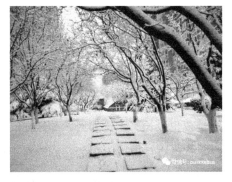

垮的感觉，大概中午就会清溜溜地化汽成水，真是好景不常在啊！不像西北的风犀利，西北的雪瓷实，会很久很久地挂在树梢，趴在地上。这大概就是地域不同，气候不同，一方水土一方人，文化自然也不同。今天的雪便是一种眷顾，在特殊的日子里，带我回到记忆中的那个时代。漫天飞雪贺我：日日如今日，今日快乐，余生快乐！

无独有偶，到了办公室。在今天，我要和花花草草打个招呼，不承想窗外一片煞白静默，屋内却是妖媚多姿，这盆竹科草本随我十余年了，今天也开了花。这花虽低调但高贵，干干净净的翠绿，毫无掩饰的赤裸，常常被不经意间的忽视，便是它的品格。我知道它因为我而欢呼雀跃，为我祝福，并期盼永远相伴。

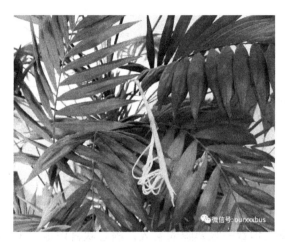

屋里屋外，两个世界，都充满爱。清晨，有家人和朋友发短信祝我生日快乐。是啊，随着年龄的增长，圈子慢慢地小而精致了，有些朋友渐行渐远了。上周，我的心灵导师、文联主席大姐约我一起吃个午饭，不承想正好约在了今天的中午，不知是冥冥中的天意，还是哪辈子修得的福分。今天，大姐娓娓道来，还是那么精彩地赠予我一堂生动的人生功课，这便是我今生收到的最珍贵的礼物。

"生老无奈自天定，日月有情总随缘"。晚上收到了弟弟们的礼物和蛋糕，孩子们送给的我年历本，身边的家人们在家吃顿很有仪式感的团圆饭，然后散去，为第二天的工作准备精力。是哈，平常人家的日子就是这样，幸福着你的幸福，悲伤着你的悲伤，都是真的。岁月如歌，竹刻诗痕。余生更需读书写字，韬光养晦，贫贱不欺，富贵不移，不负年华，不遗余力。遇事中得进步，做事中得幸福。同乐之……

2020 年 1 月 6 日

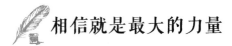

相信就是最大的力量

除夕那天清晨，大脑里没有节的概念，只有继续去单位那个"家"的坚持。忽然，一幕幕情景浮现在我的眼前，内心如潮水般涌动。对，是 17 年前的那场战役！于是我在白衣战友们的微信群里流露了我内心最柔然而又坚强的感叹："我们的节日要在防控疫情的工作中度过，此时此刻，我们依旧要从温暖的被窝里出来，悄悄地穿上衣服，微笑地看一眼熟睡的家人，满心欢喜地走向工作岗位，履行好我们呵护百姓健康的责任，内心有种充满使命的骄傲。亲爱的战友们，防控疫情是一场战斗，一旦打响了，我们就要有嗷嗷叫的精气神。"

其实，每年首尾交接，自然界运气发生改变，节气之间都会有一段时间的磨合，真正交接完毕是在立春，所以从除夕到立春便是春冬季传染病流行的时候。因此，中国也有除夕夜的故事："夕"是传说中的戾兽，它的身体庞大、脾气暴躁、凶猛异常，给村民带来了很大的灾难，除夕便是"逐戾"。只不过今年流行的不是普通的流感病毒，而是"新冠"（新型冠状病毒），或许是静猪动鼠握手交接，动静太大了些，但"除夕"不过是个时间的问题，在方法上有句话叫作"战略上貌视它，战术上重视它"；在思想上有句话叫作"相信是最大的正能量"。依然是"早预防、早发现、早隔离、早治疗"，只要顺应遵从规律，科学防控疫情；只要上下团结一心、初心引领前行，我们必胜。所以，在家的人们正好静静浮躁，放空内心，充分地思考和反思，必有收获；战斗在一线的战士们，又有了一次经历和考验，必有提升。17年了，科技又前进了一大步，我们原有的机制也需要进一步的创新，我们的队伍更需要承前启后，经历实战而成长，当然这成长的不仅仅是专业能力，更有道德和修为。拿出我们的智慧和勇气，拿出我们的使命和担当，疫情终会望而却步。

前两天，从事法制研究的王教授发过一段文字截屏，谈到《周书》曰"天子见怪则修德，诸侯见怪则修政，大夫见怪则修职，士庶见怪则修身"，忽然有些隐隐约约的启发，这场特别的瘟疫是不是也应该给我们带来了一个集"修德、修政、修职、修身"的大反思，变坏事为好事，成就一个更加和谐美好的未来。所谓"阴阳合而万事兴"，任何事物的发生都不是偶然的，都有阴阳两个方面并存，必然性也在其中。阴阳变化便是太极的运动。我们每个人都是在不断地实践和认识中修正自我，完善自我，逐渐提升，达到新的高度。自然界也是如此，"新冠"是天敌，但也是存在，物极则必反，反时则终结。

有道是：火克金，金胜火熔，以火烁金，离火折"新冠"。离火艮山，"火在山上，逐草而行，势不久留，故为旅象"。因此，火神山逐去"新冠"，必然横扫瘟疫，重归自然好合。金克木，木坚金缺，以柔克刚，肝木胜"新冠"，因此，土木筑山，必然蓄势待发，后劲十足，弱"新冠"而束手就擒。阴阳五行是事物属性和变化规律之基础。一线的"火神"们加油，后方的"土山"们给力，只要我们众志成城，光荣与骄傲必将属于我们。为祖国自豪！为武汉加油！

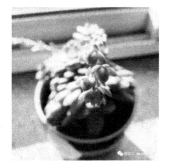

肉肉都开花了，静悄悄的，但我还是剪了它的花枝，泡在水里，不因好看而耗尽了整个植物的营养，据说肉肉开一次花后，今后每年都会绽放，我期待……

2020 年 1 月 29 日

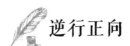 逆行正向

这两天的京城有点白雪皑皑的味道，雪花一波一波地飘散落下，来不及融化，便左拉右扯地编织成了白色的地毯，天空是晴朗的，雪是纯净的，吸一口空气，寒意迅速穿过胸怀，激活血脉，精神瞬间抖擞起来，庚子年正月十四了。

昨天下午忘了几时许，同事发给我张鼎医生下午三点半乘高铁出征的照片，顿时有些哽咽，这些日子已经不记得日夜，更不需要时间的概念，居然忘了这件事。说来前一天下午很晚上报的名单，不承想第二天就出发了，没有安排送行，也没有仪式，只是他向着那个目标和希望逆行。

我清楚地记得，拿着那份基层报来自愿申请的逆行名单时，依据副主任医师以上、有公共卫生背景等条件，似乎没有多想，就指定了张鼎医生，他也是基层副职干部。或许是他曾做过急救，冥冥中的刻板印象，就觉着没有问题，便点定了他，于是有了这张临行小照。我想，特殊的任务，赋予了特殊的意义，将来会让这张照片成为特殊的记忆。

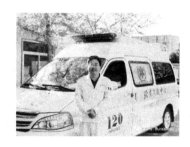 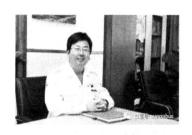

只身逆向而行，妻儿定是不舍，父母必然担忧，我想一定是这样的，岳飞别母，除了忠孝不能两全的大我，还有隐隐的"伤别离"的小我，大我如巍巍高山铸就幸福，小我如涓涓细流成就快乐，选择了正向，随时逆行，是实实在在的光荣与梦想。生命里的一首歌——你逆行正向，挑战中得以成长，机遇里得以蓄积力量，祝福顺康！等你安返！

2020 年 2 月 7 日

随 笔

只有强制隔离和自我隔离结合起来，才能真正战胜疫情；只有地毯式摸排，才能保证一个不漏，否则"野火烧不尽，春风吹又生"；小区封闭有两个好处：一是防止疫情扩散，二是让可能的侥幸之人浮出水面。

所有的工作数字是机制的体现，数字的背后是人和工作的积累，活化的数字，流动的音乐，让工作变得有序，让工作者体会成就……

有同志调侃说：有时候白天不忙了，晚上又忙起来了，哈哈，这就是数字激活你的热情！

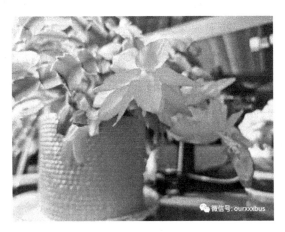

2020 年 2 月 28 日

源自孤独的美丽

我们的团队和我一样，随着工作的推进，开始一天天地兴奋起来，因为面对不断出现的问题，探索和学会从问题中走出来，获得一个个精彩的解决方案，令人欣喜连连，就像是清晨阳光初现，我们从黑暗中看见了晨曦的美丽，那美丽的瞬间，只要被"撕开来"，立刻就会光芒万丈，释放出无穷的力量和创造力。

同样，因为疫情防控需要，那些独自居住在房间里的人，在通过网络与外界沟通和交流之后，还是要和自己的内心不断地独白，就像我一样，渴望时常把自己从内心抽出来，默默地"看着"自己漫步在丛林或者沙滩，凝望着无数的花草或是海贝，聆听着风声夹着虫鸟的鸣叫，关注着内心的平静和喜悦。是的，此时的他们，因为处在略有哀伤的环境，同时慢慢升起了坚持不懈的勇气，人性的光芒越来越凸显出来，我愿意分享与他们交流的美丽时光，并为他们传递美丽的温暖和爱。

这种付出和收获是双向的。他们得到了我的鼓励，我获得了他们跨越沮丧的美的感受，都是力量，这是一种独一无二的生活轮廓。

和团队的同志们聊天，聊这几天来"随风潜入夜，润物细无声"的意义。我们需要有"穿透墙壁"的神功利器，那就是我知道你在里面，但我依然在你身边，这种源于内心的"亲密关系"，能赶走你所有的孤独和恐惧。我们能提供的专业帮助是提高人们对灾难危机的认知，让人们保持应有的正确态度和方法，更重要的是提供关爱和依赖。

陪伴是最长久的力量。你有问题我解决，我很开心，因为你的焦虑我知道了，你的需求我也得到了：你的亲人顺利产子，母子平安；你的用药已经解决，不是难事；你亲人的预约治疗我们代办，不用忐忑不安了。所有的都是因为我们在用心用情去共同完成一项普通但又艰巨的工作。

十四天并不长，但却可以学会关注和关爱自己，所有的困惑和迷茫都释放出了正念、正向，这就是赚回来了。里面的人也收获了千姿百态的人生经历，即便是年轻人，所以，所有的事情都要经历，都要接纳。我常想，人无完人，学会整体和系统地看待事物和人也是一种能力。"不要从上帝的视角，用最高的道德标准要求人"是客观实在。尊重他人是一件最重要的沟通方式，最温暖的美丽传递。

团队的成员，包括提供餐饮等服务的团队，都在相互的尊重和体谅中汲取彼此的力量，抱团解决新的难题和问题，默契地提供了对内服务保障的均衡性和一致性，这就是一种美，穿过我的胸膛有你的心，我们的共识和我们的希望完美地结合起来。旅途上你我并行，那些如同黑夜般的感受便转化为我们人生中最宝贵的经历，因为我们知道了在灾难面前，人是人非变得那么渺小，我们更需要珍惜的是自由和健康，珍惜家人和真正的朋友，您懂得的！

疫情过后，我们可以真正体会到：世界可大可小，关键是你的格局和心胸的大小。我喜欢托马斯·摩尔的一句话，好像是：你创造力的大小决定你的命运。我越来越体会到创造力源于自己的勇敢和体验，包括不同的环境和遭遇，经历得越多，越能转化为无穷的创造力，从而改变命运。疫情是双刃剑，激发我们的潜能，迸发我们的勇气，都会带来创造力，让你越来越有韧性。

内外是空间的距离，却有两种不同的状态，我们在处理不同的新的问题，但我们收获着越来越明显的希望，都是美丽，孤独着的美丽……

2020 年 3 月 3 日

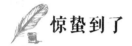 ## 惊蛰到了

今天是惊蛰节气，庚子年二月十二日。"蛰"，《说文》曰"藏也"；《尔雅》曰"静也"。蛰为虫蛇藏伏静处。据说如若神坐之人，定静越深，越会看见身体里共生的微生物。今天是惊蛰，惊为惊醒，哈，忍不住长喘一口气，在自然之气的助推下，把淤积的所有的气血活跃起来。人类在自然界中是很渺小的，所以，顺从自然，惊蛰一下，会更加充满活力。

惊蛰主在少阳之气，冬眠的虫子苏醒，草木一样会急着表露萌态，土地松动了，地气涌动了，地气即为脾胃，要清爽一下整个冬天的厚腻，少吃肉食哦。惊蛰时节，会加重失眠、头痛等症状，所以高血压、心血管疾病等慢病人群要注意喽。惊蛰为地气动，在锻炼身体方面重在下焦的气机通畅，可以散散步、跺跺脚，不宜做剧烈运动。哈哈，还可以补补脾胃，自己按揉足三里，这是大家都知道的常用穴位。

谈到地气，想起运气，说沾边也沾边。运气是每个人运用"天

时、地利、人和"的能力。我总想运气就像池塘里的荷花,在合适的时间、在合适的池塘、在合适的人为下,才能最终修成正果,向世间呈现最美丽的花朵,结出最饱满的莲子。就像沙因理论。

一个人的运气好坏,根本在于一个人的人品。在寻求人生意义的旅途中,有的人选择的是失去和付出,有的人选择的是得到和享受,不同的价值观导致了不同的人生结局。是为希望而生,还是为欲望而活,不同的态度,决定了你是否拥有真正的幸福和快乐,这才是与健康最为相关的因素。

疫情来了,但会走的,因为惊蛰到了。疫情无情,但它给我们留下了一次难得的切身体验和对人文精神的反思,也让我们身临其境的每一个人得到成长,学会关爱和理解,学会认真履行自己对于社会、家庭,甚至自己的责任。犹如现在,无论是在里面集中观察的,还是在外面服务保障的,让我们都学会付出,把理解和关爱当作一种习惯,一直伴随我们今后的生活和工作。

心在一起就没有过不去的坎!

2020 年 3 月 5 日

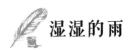

湿湿的雨

昨天是个平和的日子。没有风,也没有太阳,一切都柔弱地收敛着、平淡着,慢慢地延伸着……令人有一丝丝的愉悦和忧伤,天边朦胧的雾霭终于在近傍晚的时候变成了淅淅沥沥的雨水,湿湿的天,湿湿的空气和湿湿的地。

临时办公的桌子面对着大玻璃窗，零星的车辆会从临窗的道路上驶过，车灯发出的光穿过湿湿的雨，显得悠然悠然的，慢下来，慢下来，而我则看着厚重的时光和湿漉漉的天宇。

记得每次路过那个小区门口的时候，都会看见门口的老大爷，穿着门卫的蓝制服，一个小喇叭放在门卫室的窗户台上，一直重复着一句话：戴口罩、测体温。老大爷坐在门口栏杆处，盯着远方，守着小区的大门。我好像能看见他疲倦的眼神和执着的坚持，心里有一些酸楚和心疼，家中都有老人，都有那种湿湿的伤感和潮潮的思恋。

人的野心就是力求超越俗众的欲望；而幸福则是力求和大家一致的愿望。"做幸福的人，劈柴，喂马，周游世界"，在今天这个湿湿的日子里，我好像对海子的这首诗有了新的理解，因为疫情让我们更加珍惜普通的日子，不为欲望去伤害别人，并用旁观者的心态直面伤害，坦然自若。

疫情过后，让我们所有人都有延续一致的愿望，不必浓烈，只希望和亲人一起过幸福淡然的生活，偶尔，天上也飘下湿湿的雨，让生活及时回归原位。

2020 年 3 月 7 日

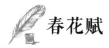 **春花赋**

周末上班，可以抬头看景。院子里的中药园内，往年的中草药散落的种子，在春天破土而出，茁壮生长。中医药赝品冯大咖带着

中医药正品同学数人，一老数小，正蹲在院子里剔草理苗，嘻嘻哈哈，好热闹。看来，今年可以不用产生费用，就能有一小园鲜药可以欣赏了。园子里有薄荷、藿香、苏叶、牛蒡等鲜药，冯大咖还带着满心的欣喜和欢愉指着今年长出的三棵北沙参给我看，自然也是开心。

鲜薄荷，药食同源，气味芬芳，提神醒脑，可以发汗解热、疏肝理气、利咽止痛、止痒。一同学说：给您掐一些薄荷叶，回家炒鸡蛋，一盘春菜。是的，摘了叶子的薄荷苗，生长得会更加壮实，我自然点头称是。顺手又采了一片藿香叶，放入口罩一侧，一阵清凉一阵风，随着呼吸缓缓沁入心脾，神奇的鲜药，芳香化湿去秽，移除口罩里的异味，带来久违的宽胸理气。跑上楼，赶紧和同事分享这一小小的发现，惬意窃喜。

单位的院落始终是让人留恋的，尤其是在春天。我不懂植物花卉，但和所有普通人一样喜欢傻傻地赏花，傻傻地高兴。院子里树上的那些花儿，淡粉色的怒放，深红色的耀眼，白色的洁净；

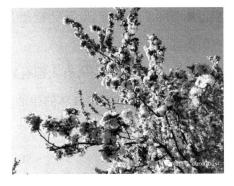

地上的花儿，黄色的菊花惊艳，蓝色的二月兰质朴，白色的蒲公英玄幻。与往年相比，今年的花儿、树儿、草儿似乎更加地饱满而浓密，或许真是因为今年出门的人少了，植物便不受约束地、旁若无人地施展开来，花苞一旦憋足了劲儿，开得自然鲜活霸气。

想起主席的那首《采桑子·重阳》："人生易老天难老，岁岁重阳。今又重阳，战地黄花分外香。一年一度秋风劲，不似春光。胜似春光，寥廓江天万里霜。"草木一岁一枯荣，人生至秋不往复。春花满枝已发陈，满地落瓣待蓄秀。写秋望春，恰似人生。

一位老师说：顺其自然是自然法则，不是随波逐流，或是随心所欲，而是在天时、地利、人和中保持生生不息的状态和经历所有的遇见，追求身心合一的自己，这些与地位和金钱无关，是智慧。所以，与树上的稍纵即逝的繁花相比，我更喜欢地上的二月兰和蒲公英。二月兰花色淡蓝优雅，长在树下或背阴的地方，成簇能活，独枝可长，随着春天花开，随着夏季凋零；蒲公英在春天绽放白色镂空的花球，矮小却挺拔，花球的内涵若隐若现，纵横交织，看似风吹飘散，却又充满了韧性。哈哈，蒲公英"粉身碎骨"的时候，是一道飘然而逝的风景线，沉入土地，来年重生，一岁一升华。

口罩里的藿香叶，是闻出的芳华，有看不见的气味，感知它的存在，慢慢品出它的世界……

2020 年 4 月 11 日

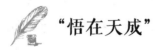

"悟在天成"

今年忙着和新冠病毒打仗，即使平时经常冒出写点东西的念头，甚至有时这种念头会让平静的心情沸腾起来，但是总在"提笔"时又缓缓地驻笔了。闺蜜说，这个阶段写出来的东西会有一些时代的烙印，一旦有些不确定的主题就会引起不必要的误解，不如歌歌大脑，多琢磨些当下的事，我听从了闺蜜的建议。

一晃就是四个多月，今天是 6 月 8 日，已是芒种节气，雨和热在盛夏纠缠着恋爱起来，我想这春夏秋冬也和人们的爱情一样，第一次会懵懂，第二次就像盛夏般火热，令人铭心刻骨，第三次如金色秋季，以求相伴终老。今天是周日，将是我在 2020 年最休闲的一天。终于有了属于自己的时光，似乎心里心外都没有任何纷扰。清早，还是在晨曦微现的时候醒来，头脑却异常清醒，渴望去公园看看，于是起身简装，免于洗漱，戴上口罩，便出了家门。

公园里，大爷大妈已经恢复了广场舞，还有些散步、健身、歌唱的人散落在不同的区域，大概都在释放久违的能量。唉，只是公园里已经没有了盛开的鲜花，满眼一片枯绿，是啊，我们已经错过了鲜花盛开的春季和初夏，在这仲夏的清晨里，果实已初长成，但少了些朝气。

坐在园中小道边上的木条凳上，静静地收回远眺的眼神，内观于心，渐渐地平复下来，树上有绿色和黑色的小昆虫，就像小蚊子一样，落在我裸露的脖子和手臂上，叮咬着肌肤，生疼，我轻轻地将其推走或者吹去。一花一世界，一叶一菩提，一虫一灵动，而每一种生灵，都是自然的产物，都有各自存在和欢愉的道理，不要打扰它们，Forever……

坐在木椅上的我，看着头顶四周一团团的飞虫不断地改变姿势，上下翻飞，很有节奏，这是它们最充满活力的青少年时代，正是这生命的律动，谱写着点点滴滴的故事。身在其中，我一点也不讨厌它们，而是轻轻地闭上眼睛，倾听它们发出的嘈杂的"合奏"。其实，随着年龄和阅历的增加，人们便不知道从什么时候起，无论阳春白雪，还是下里巴人，听起来都会入耳了，大概是因为有了接纳，少了些执念，也学会了建立各种人与事的边界，有了外不扰心、反观于内的正悟。

坐在木椅上的我，对蚊子的声音是熟悉的，忽然一种快乐涌上我的膻中，心便开了。因为突然想起一位稍有些久远的朋友，这位朋友也是位业内的"大咖"，就是那种对于专业研究相当执着的医学专家。记得是几年前去台湾考察公共服务领域，回来时带了点公益产品，其中有一瓶草本驱蚊水，很是精致，正好约了这位朋友说事，便送给了他。他很开心，说自己还有个绰号叫"蚊香"，是蚊子非常喜欢亲近的类型。哈哈，这正好与我相反，一般情况下，蚊子是不会与我的肌肤"轻吻"，除非饿昏了，才会轻啄我一下。这万事万物就是这么巧妙地运作，也就有了这般的供养体系。合适的东西给了合适的人，就是发挥了最大的效用。

坐在木椅上的我，依然感恩一切馈赠，无论是自然还是人为的给予或伤害，都是命运最好的安排。不要让过去的才华变成一身的傲气，生命总是有阶段性地释放，当下的人生，需要逐渐做减法，因为身体总会不断地衰老，而智慧从来不会缺席。

"大道至简，知易难行"，用心行之，悟在天成，是一辈子的修炼。

2020 年 6 月 8 日

美丽的口罩

一天，基层的同事、好朋友来到办公室，看到我戴着粉红色磨面的普通外科口罩，很喜欢，就说自己在收集各种口罩，于是我顺手把口罩摘下来，整齐地折叠好，送给了她。还有一位基层的同事、好朋友，我们经常一起谈工作，非常投机，犹如一举手、一投足便心领神会的那种，她告诉我口罩的另一大功效，就是口罩能保护你的真实，有了口罩，你的愤怒、紧张、尴尬、冷笑、喜悦等一切表情都可以毫无顾忌、酣畅淋漓地表现在口罩的掩饰之下，而不会影响其他人的情绪。哈哈，多么安全的屏障，多么有意思的发现，她笑得很得意。

这是口罩戴出的魅力。细想起来，口罩的意义不仅是吸附和阻挡微生物，成为有效防控呼吸道传染病的一种措施，还有一份有形之外的无形的作用，也是口罩带给我们的一种生活姿态。口罩下，你可以默默地安静下来，袒露和回归自我，去欣赏属于自己的、一个人内心的"莫奈的花园"，或者去探视自己冠状动脉里沉积的粥样斑块，没有好与坏的属性，只有存在。从口罩背后跳出来的我，简单快乐而透出着善良和诚实，可以微笑地看着那个可能是伤感负累的自己，如月光黑夜；也可能是喜悦奔逸的我，像阳光花园。在口罩的环绕下，这一切似乎是在帮助我不断地亲近自己，共情和欣赏，有意识地调整和取舍，又不断地滋养爱和宽容，不断地汲取智慧和力量，最终获得内心的从容和淡定。在口罩的帮助下，便可以期待完成这样一个凤凰涅槃的过程。

当然，口罩不是万能的，也有遮不住的、发乎于心的东西，那就是眼神。前段时间，去疾控机构，在办公大厅里，见到几位身穿白大褂、戴着帽子和口罩的医务人员，这是我们这个职业的标准配置，看她们手里拎的家伙什儿，应该是来疾控机构送样本的。一直以来，我格外关注这样一群人，用我的眼神尽可能传递理解和欣赏，但从不刻意地分辨。忽然，当她们即将从我的视线里飘走的时候，我发觉有一双熟悉的眼睛，确切地说是眼神，看着我，眼神里充满了惊喜和问候，我也一眼看出来她是谁，眼神能穿透内心。我们没有寒暄，但我知道口罩背后的所有意思，就是眼神告诉我的东西：在这个特殊的日子里，不期而遇是多么令人兴奋，还有内心的亲近和喜悦。哈哈，口罩遮不住眼神里流淌出来的情绪：喜怒忧思悲恐惊。

口罩好像在揭示一个道理：戴口罩是帮助人们避免病原微生物的入侵，但不能帮助人们找到病原微生物的来源；犹如我们治疗"病人"时，可以帮助他们脱离苦海，但不能帮助他们找到落入苦海的原因。话挺拗口，但有道理。

其实，口罩背后会有许许多多的故事……

2020 年 6 月 28 日

闻思而修

"我和我周围所有的生命都是原子、都是尘埃。唯一不同的是：我有意识，我有复杂的思维。"忘记是从哪本书里看到的这句话，记忆特别深刻。今天是偶尔去看单位后院里的石榴花和石榴果实，突然想到了这句话，大概是因为今年的石榴树似乎多了不少的灵性，石榴花连续不断地开，果实可谓是硕果累累，而且无瑕洁净，还是青色的石榴皮格外光亮，甚至两三个并蒂抱团，为院子平添了不少的生机。

不知道为什么，今年的春夏，前后院的各类果树都做了修剪，甚至不少碗口粗的树干也被"截肢"了，或许这顺了植物的规律，却破了春夏不杀伐的自然"戒律"。好在石榴树和山楂树依然如旧，而且今年的石榴长得格外好。

你看哈，石榴树很"快乐"，风吹过来的时候，果实就随着枝叶摇头晃脑地调皮嬉笑，而树上那些鲜艳的橘红色的花则迎风怒放，它们就那么自由自在，就那么坦坦荡荡，也就那么无惧无畏，随风摇曳。果皮裹着一肚子的石榴籽，很结实，虽然会经历风雨酷暑，但只要根扎得深，则石榴树自然茂盛，果实盈满。它们先晃过夏天，再晃到深秋，皮皱了，籽红了，裂开了，生命便辉煌落幕了，然后便有了来年的重生。真是一处好势头！

石榴树下，你会情不自禁地跟着"哈皮"起来。今年是石榴树长得最好的一年，何也？或许正是这"杀伐"带来的阴平阳秘，生态平衡。后院里被修理得最狠的是最高大粗壮的树，的确太有高度了，所以就会顾及不到宽度，没了宽度，虽有高度，却少了内涵的美和生命的持久。难怪啊，这世间没有两全事，上下乾坤必分之，故植物与人一样，上部分衔天气而属阳，下部分接地气而属阴，阴阳互动，动态平衡，合适就好……

相反，石榴树和山楂树在这后院的树丛中，低矮许多，横向生长，且有子孙满堂之势。与大树相比，它们少了些威仪，但也免了修枝减权之苦。你看石榴树，无论是大大小小的石榴果实，还是含苞待放的花蕾，或是凋谢中正在孕育果实的花朵，都生活得有滋有味，小日子丰实。石榴树和山楂树比邻，这棵山楂树也是如此，果实累累，枝叶繁茂，乍一看，石榴树和山楂树不相挂碍，但实为惺惺相惜。看它们两好变一好的样子，像是应了舒婷的那首诗：根相握在地下，叶相融在云里；每一阵风过，我们都相互致意，但没有人听懂我们的言语。多舒坦！不攀附，不贪婪，相互扶持，相互成就。真是一处好风景！

经云：天地所以能长且久者，以其不自生，故能长生。又言：柔弱胜刚强。不管怎样，"活着"是硬道理。今年修了大树，养分给了矮树，来年，高矮两相知，共享春秋便是。一个人的眼界跨不过自己的心，闻思而修之……

2020 年 7 月 2 日

晨有新意

辰时醒来，即便是睡意犹在，头脑略有昏沉，也会慢慢地起身，开始一天醒着的生活，或许这是大多数中老年人生活的常态。

昨天，孩子给我买回一块 2006 年的古树普洱砖茶，让我每天醒来沏上一壶，可以很好地享受清晨的寂静，同时调理肠胃。听着很有道理，孩子成年以后，便成了母亲的导师，因为文科生，所以思想活跃，善于接受极速变化的时像，同时还保留着儒雅返璞的生活方式。所以，依旧是清晨 5 点多醒了，搓搓略有些晨僵的双手，起身烧水、沏茶。洗茶、泡茶，第三道普洱茶水已是浓郁飘香，慢慢地身心清畅起来，这便是普洱发酵收藏后带来的"味道"，记得前段时间，闺蜜送我一本村上春树的处女作《且听风吟》，想起他有一句名言：有时失去不是忧伤，而是一种美丽。

喝了普洱茶，便在床边静坐，依旧还是要在音乐的引导下进行，因为冥冥中还是当成一项任务来完成，但已经比从前要喜欢了很多、依赖了很多。当然，我的学识浅薄，不是很懂禅修之道，但是我知道这是极好的修身养性的方法，没有成本，收益颇丰。从中医的角度称之为打坐、静坐，目的是在全身放松的前提下，让气血自由、本源地运行，以调理脏腑的功能，保持淡泊平静的心理状态，恢复阴阳平衡，修复机体机能。在现代医学而言，静坐能够调节内分泌系统，有效提高人体的免疫力。

我想不管怎样，在一个非黑即白的二元认知中，中国文化的"持中"应该是那一片灰色的地带，阴阳一体，消长平和，这是永恒的，也是大道所在，静坐能看见真实的自己，身心互动，提升心性。治国如此、治人如此、康体也是如此，所谓"上医治国，中医治人，下医治病"，殊途同归。

不只是普洱茶的缘由，还是有了点正悟，内心处的涌动竟然有了些波澜不惊。原来头面放松下来的最高境界是微笑，只要你真的放松下来，就只能是微笑。这个微笑带着我回到年轻时曾经向往的两种情境：一个情境是回到青少年时期，走在额尔齐斯河延伸到原始森林的支流的小溪边，悠悠青草边，参天大树下，河水清澈行，水拍石声起；斜阳斑驳照，心空如无形，生若天地灵，喜忧各参半。另一个情境是人到中年时，飞跑在戈壁苍穹里，身着白纱裙，长发任风凭，仰面望苍穹，赤足践砂砾；烈日灼身来，豪气迎虐行，血染足下石，双臂扩乾坤。原来坐桩依然是灰色的味道，但是酣畅淋漓。

缓步慢行，舒缓静坐后略微麻木的双脚，突然想起养老这个话题，或许是应该理性面对的未来。四年前，因为孩子要留学结束回国，于是咬咬牙，买二换三，多了一间房子，却成就了孩子的世界，四壁和中央都是书的"海洋"，有时候望着这间屋子发愁，曾想：孩子又要上班，又要打游戏来赚"皮肤"，还要看 NBA，没见他一本本看过这些书，显得浪费，后来觉着值得，闻着书香，心自安详。

我有个相对博学的弟弟，我们在说到人的天赋和成就时，他说：喜欢书的人，一半是前世已阅读过很多书。这我相信，天才的基因里都携带了父母和祖辈们一代代的积累，所以我们要一辈子爱护父母，传承优良，惠及后人。哈哈，是儿子的，找媳妇也很重要，门当户对是有道理的哈。

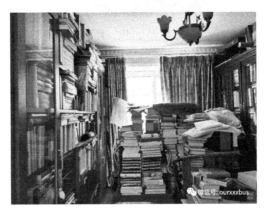

一切都是最好的安排。经常喜欢浏览孩子近期读的书，于是遇见《西藏生死书》，不翻则已，一番惊愕，于是爱不释手，并买了不少送给朋友。不多言，这本书至少让我豁然释怀，至少这本书对于期望从事临终关怀和缓和疗法的人士有极大的启发和帮助。在读此书时，想到三年前，文化馆馆长送我的一本书：《心流》，当时觉着不错，但认知不深，没有读透，现在回头读来，便是有些味道了。

人们总说"上帝关上一扇门，一定会开启一扇窗"。这里面充满了哲理，我想实际上门和窗始终是并存的，门是我们进出的硬通道，而窗则是阳光和爱进出的软通道，一阴一阳，互通有无。有窗向东最好，推开窗户，紫气东来，便是清晨最好的馈赠。By the way，古有黄帝陵，官吏墓，百姓坟，寻常百姓家，购房面朝东最佳，当然，这是我新近明白的。

想到世家，以前还能每年抽空去看父母两三天，这两年忙于工作，不曾离京，很久没有探望已经偏瘫失语十余年的父母，心里惦念不安，但是今年我家小弟喜得一子，极其可爱的鼠年小宝，缓释了我的压力，父母不言，但沉浸在又得一孙的欢愉中。哈哈，我也非常开心，生生不息、生生不息，首先是生命的一代代延续……

一切都是最好的安排……

一切都是最好的安排……

这普洱茶喝得，喝出了普洱的生生不息。

2020 年 7 月 12 日

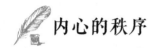 # 内心的秩序

今年的伏天，南方洪水泛滥，北方的雨量较往年也增加不少。坐在飘窗上听着雨滴发出的碰撞声，却发现是在不同的频道和时空里。雨总是和风相伴，风中的树叶抖动着身姿，让雨拍打着洗了个干净水灵，发出"窸窸窣窣"的声音；落在地面上的雨滴的声音便是"噼噼啪啪"的了，因为城市的地面都是硬化的，打得雨滴溅起飞花；风夹着雨也扑进窗来，无声地落在我的身上，软绵绵地舒坦。

心静下来，世界便也安静下来，微微闭上眼睛，聆听不同方向传来的雨声，很透彻，很清晰，也是一番好境界。

依旧坐在飘窗上，白天的太阳蒸发了夜里的雨水，空气变得闷热，潮气十足。入夜，蝉声四起，又是催秋的时节了，汽车声、孩子玩耍的喧闹声常常盖过了蝉鸣虫吟的声音，显得急促而嘈杂，但是，仔细分辨，还是能沉浸在另一个世界里，听草木虫鸟的欢愉和歌唱，浑然忘我时，又觉着人虽然是自然界的精灵，但在自然的包裹中显得极为渺小，甚至不能和所有的生命亲近，有些忧伤，也是一种美丽，就是当下的知觉。

周末收拾内务，居然发现许多物品失而复得，原来随着时间的

推移，我们的许多记忆似乎被尘封了起来，只有刻骨铭心的记忆才会让人荡气回肠。有一个 TED 视频谈到身体的记忆，尤其是那些令人撕心裂肺的生离死别，或者是成长阶段的创伤，都会在身体里形成郁堵，如果用心理学的方法和中医的经络按摩，把郁堵的结化开，身体的疾病或许会随之消失了。这是太有意义的方式，或许我们每个人都能成为受益者，或者已经是受益者。

几乎每个人都会在不经意中与天地万物深情地相遇。如遇高人点拨，加之修行有法，便会洞见一番美妙的世界。是的，推开窗户，有人看到的是土地，有人看到的是蓝天，但有人看到的是天地间的波澜，这就是格局。坐在飘窗上，闭上眼睛，听到的才是整个世界。

在飘窗上的石头旁，一只"花姑娘"（一种虫的俗称）静静地待了两天，我一直不忍心打扰她的安静，仔细一瞧，她已经成为僵尸一枚，红色的外套依然艳丽。一切生命都是自然地来，自然地去，永远改变不了的就是自然，顺之者生，逆之者亡。

飘窗里就有最大的世界，是最好的藏身之处，视角从此处向外延伸出去，竟然是亲切熟悉而又遥远……

天上云，地上雨，中间有神灵。从容地来，从容地去，就闻到了幸福飘出来的淡淡的、清香湿润的味道，于是不觉得时间的存在，充满了当下的能量和满足的感觉，恢复内心的秩序，慢慢品……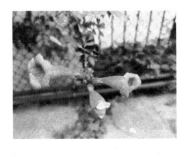

2020 年 7 月 29 日

从不间断的人生

那天从我下飞机再赶到了医院的 ICU 病房时，父亲面容安详，如同生前一样，只是额面冰凉，插管、输液管和其他乱七八糟的管子围绕着他，撩开被子一角，看着 DIC（弥散性血管内凝血）后，父亲下肢皮下呈现的一片片暗红，我痛心不已，却没有眼泪，知父亲与我已是阴阳决绝，或许已走了有些时辰了，但又不曾离开。

我轻轻抚摸着父亲冰冷的额头，对着他的耳朵轻声地说：老爸，您不要害怕，不用担心，往前走吧。是的，我希望父亲带着曾经的一生一世化作一缕洁净、透明的能量，抑或量子冲撞，飘向遥远的世界，不再有身体的病痛和心理的忧伤。弟弟说，父亲会去一个和我们平行的空间，我想这个平行的空间是多维立体的，存在且是永恒的。那天我没有生离死别的感觉，因为我觉得父亲从不曾离我远去。直到去收拾遗物时，方感撕心裂肺的痛，但是再看到轮椅上坚强的母亲时，便回归了平静。

岁月遮掩，疫情阻隔，很多亲人很久未见，所以我不想以工作和责任之类的话来为自己解脱。虽然很多年来很少有时间去陪陪父母，但我似乎也没有更多的遗憾。因为父亲让我知道孝敬父母的另一层境界，那就是作为子女要为实现父母对你的期待而努力。世间哪有两全事，父亲和我都明白一件事，人生选择了孝智、孝慧，就做不到孝身、孝心。父亲相信纵然我策马驰骋，无论多远，我都一定怀揣着他的"指南针"。

在以前的文章里，我谈到父亲在 20 世纪 50 年代末 60 年代初从江南水乡考入四川高级工程技术学校（现在早已是学院了），所以，他有些做专业的执着。从小的时候起，父亲就一直鼓励孩子们学习和思考，希望孩子们能不断地唤醒内在所有的潜能，无论愚钝还是智慧，都不要浪费生命。后来我明白，既非官宦之家，则无须关注金钱和地位，只要努力学了、做了，便无遗憾，其他就是运气了。当然，父亲几年前还能说话的时候，也对我说：女儿，退休前要勤奋努力，但是一旦退休了，就不要再去工作了，让余下的生活自由自在。当我年过半百，已知天命后，渐渐明白了父亲这句话的意思，原来人生也是要守中的。记得父亲老来喜欢坐车，也喜欢看江河湖海、草木丛林、城市斜阳和风情百态。我想我将来是会做一名游牧医生，要浪迹天涯，乐善其身；当然，最好也能常吃烤肉，细品红茶，且有花为伴，过得潇潇洒洒，心无挂碍。这可能就是父亲对我未来生活状态的期冀。

在我以前的文章里写过父亲的慈爱和隐忍，在我记忆里，父亲对我最深刻的教诲就是要舍得吃亏，学会忍让，但做事要追求极致。大概因为我是他全部孩子中最桀骜不驯的一个，又是个女娃，还有些小聪明，所以担心我因争强好胜而有失中道，或因聪明识浅而蒙蔽智慧，或因韧性不足半途而废。前几年每年能见到父亲一面，虽然每次只有三四天，但能和父亲交流很多关于工作和生活的事情，即便他失语后，我也能从他眼神中看到他的意见和看法。父亲让我懂得学识只是知识的量，思考才能达到内化，而实践运用才是读书、阅人、看天下的目的。其实，近些年经历了父亲曾经谈到的人生境遇，我才突然醒悟：头上同一片天空，脚下却踏着不同的土地，选择决定命运，格局决定结局，是隐忍让我度过了一些看似难以度过的"黑夜"。父亲是儿女心里的一座山，是儿女成长的催化剂，我想作为子女传承父辈的心性智慧也是孝道的重要内涵，因此一代代生生不息。

当然，父亲给予我们对待事物的态度也演绎了太多的美好，以至于我们在人生的道路上也领略了一些意外，但从不玷污我们的三观。"了见水中月，青莲出尘埃"，坦坦荡荡，恰好是最简单有效的应世之道。运气差时，学会韬光养晦；有机会时，就一步一步、一砖一瓦地让梦想落地成真。就像父亲教诲的那样，时间不对的时候就等一等，日子长了，红的就是红的，白的就是白的，各得所得，现在想来就是人品制胜的意思吧！

父亲头七那天，正好是"七夕"节，据说"七夕"节源于人们通过牛郎和织女的故事表达对星辰的敬畏和崇拜，老爸真有些特别，在这个特别的日子离开了我们，去了天上。

"雨过天青云破处，这般颜色做将来"，人生从来不间断……

2020 年 8 月 28 日

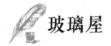 玻璃屋

"三禅不要问，孤月在中央"，玻璃屋正好就在单位小楼的中央，我就坐在了玻璃屋里。玻璃屋是我的办公室，那天，我第一次走进来时，就感觉非常欢喜，和屋子处了些时间，发现它就是我梦里的瑶池。

单位小楼应该是小区配套，但环境布局极好，两层小楼的东面

169

与时空毫无挂碍，一览无遗地享受着一年四季的紫气东来，生机无限，也领略大自然的和风细雨，或者沧海桑田。小楼的其他三面便都与小区楼宇无缝衔接，一个小小的院落就这样静静地伫立在小区东北角，依傍着高楼的威仪，可以被人关注，也可以被人忽略，这就是环境赋予小楼的内涵和境界。

玻璃屋在小楼二层的中央，除了屋顶和地面是主体框架结构，四面都是淡青色不透明的厚玻璃，顶天立地，清清爽爽。玻璃屋西面是间小会议室，东、南、北面有三间坐西朝东的房子，将玻璃屋包绕其中。于是，无论是狂风暴雨、烈日酷暑，还是人吼车鸣、杂乱喧嚣，所有的这些经过四周房屋的阻挡和过滤，留下的只有一片空寂和安宁，适己适中。

静下来的时候很惬意，似乎玻璃屋包住了我释放的所有能量，加工后回收的只有愉悦，似乎这就是我梦想中的诗和远方。比如，没有阳光的直射，感受不到直接的能量，但窗外的光却可以穿越房间，又透过毛玻璃，清凉地映入我的眼帘；心理上的起伏跌宕，只要走进这份"隔世"的安静，便会安逸下来。

办公桌可以坐西朝东，也可以"依山傍水"。西侧玻璃幕前三组书柜，北侧两组书柜，柜柜相连，足以让我踏踏实实地"依山"，而办公室东南角有一盆清瘦的绿萝，与咖啡机相伴，也算是有水而傍，好环境合着好伙伴，便有了花落好人家的感觉。独享岁月静好，快乐是美的，忧伤也是美的。

"何意坐堂里"，思修得真谛。原来人可以不只为外界的光照亮，内生光明才会使自己变得更加强大，格物致知。在这里的工作之余，可以心无旁骛地想到点儒家的境界和追求：和谐的制度，平等的人际关系，向上向善的精神追求，生生不息的精神导向。豁然而释然。

阳光是动的，灯光是静的，静得生慧。玻璃屋里有灯光，有三组开关调整亮度，可明可暗，随心所愿，自由调适，所以管它太阳什么时候起落，环境可以恒定而持久，思考便可无限延伸而不受干扰，难得的空间，最好的遇见。

也不知道自己在写什么，有点哼哼唧唧的文酸气息，但都是从心里溢出来的。

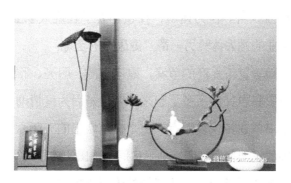

2020 年 9 月 4 日

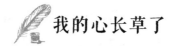 我的心长草了

"我的心长草了"，昨天是我第一次听到这样的说法，并弄明白了此话的寓意，结果今天就有了一次心里长草的经历，很有意义哈。

上周末，我抽出点时间去体验中医的脏腑按摩。其间有闲聊。针灸按摩师说他 16 岁左右从农村出来，在东北当地做过木工、泥瓦工，但都觉着很简单，感觉自己还能做更加需要聪明才智的事，于是机缘巧合，跟师学习中医。两年后，师傅说，我带不了你了，你去北京学习发展吧。他说，他听完师傅的话后，"心里就长草了"，于是"长草的心"把他带到了北京，闯荡十年，现在终于有了属于自己的小机构，并不断成就自己的信心和理想。

今天下午，我的心也长草了。

下午，退休的朋友张大夫来了，到我这儿来说道一下她在清华园给精英们上了一堂"健康"课后的反思和感受，并带了一堆健康的零食和碱性饮料。作为体验，我领她去了残疾人职业康复中心，让做健康事业的她去体验另一番"健康"的宝地。

可能是随着复工复产的节奏，原本宽敞、明亮、雅致而清静的大楼里，身影和声音似乎多了起来，大概是因为疫情期间暂时中断的各类康复事务逐步恢复运行，于是楼道墙上的五颜六色的图文装饰、墙隅间的花架倩草和职康站等房间里透出的"生命之光"，都让稍有孤寂的内心活跃起来。从三楼的无障碍电梯出来，我们听到一首凄美的《卷珠帘》，那余音缭绕如丝扣，切切婉转入心房，有道是"听微风，耳畔响，叹流水兮落花伤，谁在烟云处声声唱……"被这柔软的音乐"牵引"着，我们轻声慢步寻出处。

停在一扇镶嵌着玻璃门的房间外边，向里望去，一位坐着轮椅的年轻人在舞蹈，他双臂飘逸，双眸深情，所有的表情如同内心所有的情感正在向外奔涌，是真正的酣畅淋漓。我们欣赏着，连呼吸也变得轻浅了，生怕打扰他的专注。曲终，进去，见轮椅上的年轻人眉宇分明，面容俊朗，如若不是坐着轮椅，必定是人群中的翘楚。

有幸攀谈，他告诉我们，他曾在舞蹈学院学习舞蹈，八年前的一场车祸，让他的下肢瘫痪了，他经历了残疾后痛苦难熬的心路历程，很久才从阴霾中慢慢走了出来。目前，通过政府的帮助和个人的努力，融入了社会，也收获了爱情，拥有了健康完整的人生。疫情期间，他每周有三个下午来做直播，许多残疾人可以线上观看他的舞蹈。他希望那些和他一样的残疾人，可以通过音乐和舞蹈，缩短走出阴霾的时间。

当然，比语言更令人震撼的还是他的舞蹈，我们见过正常人苍劲有力地跳《鸿雁》这个舞蹈，但是第一次观看残疾人坐在轮椅上舞蹈。观看时，我们盘腿坐在地上，眼里噙着泪水，被深深地感动了。我们看到了一种不可抗拒的力量、一种朝气蓬勃的状态、一种契天合道的精神，令我们深受感染。所以，在他身上，残疾已不再是真相。

在古代"药"字的写法中，下半部分就是音乐的"乐"，音乐是中医哲学最早的治疗方法之一。我想音乐和舞蹈的完美结合"按摩"了那个群体的身心，升华了特殊的含义。有一天，如果将这种表演方式嫁接到心理干预的平台上，或许未来不可限量。

在古代，生生不息的"生"是象形字，是由数枚小草组成的形状。针灸按摩师的心里长草后，草萌芽了，慢慢地生了根，也慢慢地粗壮起来。于是乎，今天的故事，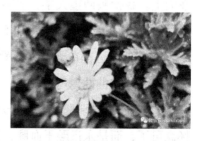让我的心也长草了，而且长在"左心室"，哈哈，舒坦……

2020 年 9 月 8 日

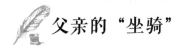

父亲的"坐骑"

今天（2020年10月6日）是父亲的七七。疫情常态化防控阶段，十一长假得到组织的照顾，再次来到父亲去世的城市，心存感恩，虽稍有忐忑，但"小祭"父亲的日子此生仅此一次。过去的岁月里忙着自己的工作，投入很深，总以为在父母有生之年会有时间陪伴父母，不承想，父亲却悄然去世，只能隔世相望了。

按照习俗，下午六点之后，太阳落山之时，子女们就可以燃烛烧香祭拜了。子女们默默地看着地上点燃的蜡烛流着"泪"，火苗向着天空冉冉释放哀思。儿女们所有的思念随缭绕而弥散的烛烟油然而生，并将一切思念都转化为美好的回忆，随着内心的述说，哀伤缓缓释放，放眼无边天际。

今天的天气超好，蓝天衬着白云，干干净净。曾经看剧，有位身患绝症的年轻父亲对他不到八岁的小孩说：爸爸就要去很远的地方了。孩子问：那我还能看到你吗？爸爸回答说：可以呀，爸爸就在天上。我抬头仰望天宇，满眼的云卷云舒，父亲在世的一切都成为过往，唯有灵魂永存，精神不朽！总有一片洁白的云彩是父亲的"坐骑"，他永远都在天上，慈爱地陪伴着儿女，继续用江南小调唱着"一条小路曲曲弯弯细又长，一直通向迷雾的远方……"

"天上白云任驰骋，菊花开尽子孙情"，对父亲的爱，哪是一句怀念可了，而是永远融于血脉，让家族享有"余庆"，用大我融入社会，为他人和社会服务，让父亲真正地安眠无忧。

2020年10月6日

走进中医自觉的课堂

——讲于厚朴中医六期毕业典礼之上

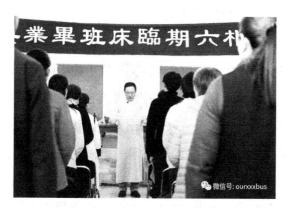

今天是我参加的第四次厚朴中医毕业生典礼，但这次我的身份变了。前三期毕业典礼，我是作为卫健委分管中医工作的主管领导讲话，今年 7 月底我已经调整到其他部门工作，所以今天我是作为徐文兵老师的粉丝、朋友、学生，也是大家的中医同道来参加本次毕业典礼的，因此，我想讲讲对于厚朴中医和徐老师的几点体会，一并将美好的希望送给徐老师、各位老师和同学们。

认识厚朴中医和徐老师，是偶然中的必然，又是必然中的偶然。我的第一学历是中医，尽管工作 30 余年来，但医生生涯只占三分之一，说起中医的临床实践就更是汗颜了。2015 年 5 月，我开始分管中医工作，是我的搭档邓传有科长"鼓动"我，参加厚朴中医的一次新闻发布会，那是我第一次走进了厚朴学堂，认识了传说中的徐文兵老师，并聆听了徐老师那堂不到半小时的简短的中医推介课。说实话，我被深深地打动了，因为那是与刻板教学完全不同的体系，或者说是自成体系。它太独特了，我感谢自己有中医的底子，敏锐地察觉这里的人和文都价值不菲，没承想我在这里回归了中医，并为我进一步认知中华传统文化开启了一道神秘而玄妙之门。之后，我便自封为厚朴中医的同行者。

应该说认识厚朴中医和徐老师，唤醒了我生命中沉睡的中医思维和潜在的能量，以及对中医本源探寻的自觉。当然，我没有时间和机会让徐老师面授玄机，只是挤出点时间读徐老师的书，最喜欢的是《字里藏医》，一字一理，一字一史，令我爱不释手。也读经典，重温《黄帝内经》，溯源五运六气，并逐步涉及《道德经》和《易经》，虽然枯燥，也没读多少，但听着徐老师的语音广播，便是无比享受，那些直白幽默的语言能不断地把你带入浩瀚的宇宙，看日月星辰，观花石草木，听风雨雷电，赏春夏秋冬，通五脏六腑，连大小宇宙，慢慢地学会反观内在，摆脱狭隘，厚积三才规律，收获豁达自信。那么，在厚朴中医到底是学什么呢？第一次走进厚朴时，徐老师在演讲中谈到人要"贵生、贵知、贵和"的道理，我就在想，在这里学习中医绝不是简单地学习医理医术，而是引领着你走上一条认识自然、融入自然、认识生命、懂得养生的慧命之路。慢慢地，你会发现厚朴中医和徐老师会以古喻今，施之以渔，你不自觉地就会反思基于传承的发展是什么道行；理解了只有懂得自然，你才能顺其自然的道理，懂得了好环境格局便是一种合适的选择。当悟到"不为良相，便为良医""上医治国、中医治人、下医治病"

的真正内涵时，内心便无比喜悦，自觉曾经的认知成为过往，大学问就在中华文脉里，就在我们的骨子里。同学们不虚此行啊！

认识了厚朴中医和徐老师，丰富了我对认知的理解：厚朴和徐老师让我近距离地认识了完全不同的中医人和中医门类。同学们，我没有你们的运气，没有机会跟从徐老师言传身教，但我一直在学习和思考徐老师的教学模式和经营方式。有的时候我在想，徐老师仅仅是一名老师吗？你看，他似乎更像是一名引领中医教育和经营发展的时代先锋。他既能原汁原味地传承中医最重要的文脉和精髓，同时，他又抓住了时代赋予的先机，既保持传统文化的魅力，又不断创新教学方式，利用互联网时代资源，线上线下珠联璧合，让我们在疫情期间目睹了一场饕餮盛宴，看到了现代中医人用道到了极致的实践成果，喝彩！说这些的目的，是要告诉大家，学习是一个过程，毕业之后，你们需要更多地思考和实践，把从厚朴学到的知识，在生活和实践中深入反思，用新的视野去看人生，看世界，看社会，看内心，真正把从厚朴拿到的敲门砖，敲出属于自己独特的天地。如果你学到了真经，未来便不可限量。

认识了厚朴中医和徐老师，我也收获了健康。但是，同学们，徐老师讲的健康到底是什么？是心康体健？也没错，但我想这是最基本的。我要说的是，从听到徐老师讲贵生、贵知和贵和之后，你还认为徐老师讲的健康仅仅是身心的健康吗？不是，那是在讲基于身心健康的关于生命健康的学问，那是一门需要静下来读书、思考、体悟的智慧。有一天，我问我的孩子，理想和欲望有什么区别？他说，欲望是与生俱来的，理想是后天产生的；理想是有目标的，而欲望是没有止境的；理想是美好的，过度的欲望是贪婪的。是啊，同学们，徐老师叫你们在悬壶济世中收获人生的价值，或许这才是徐老师给您和您的家人上的最有意义的课程。

我在调整工作后，收拾书柜，再次翻阅日本作家新渡户稻造的《修养》，书中说，有理想和追求的人，六十岁和三十岁是一样的。在我再读这本书时对生命的意义有了更加深刻的认识。健康的生命与年龄无关！这也是徐老师希望你们知道的。中国人是物形喻意的文化，在厚朴中医，你们学习了茶道、插花等课程。茶道，花道，饮食之道，便是人生之道：好茶越陈越喝越有味道，因为采摘、晾晒、发酵、成形等多道程序，本质还是茶，但经过了反复的死而后生，便已化腐朽为神奇，创造出生命中的成熟和静默，却有无比强大的力量。把善良和本真融入你们今后的事业中，福德会源源不断地庇护你们和谐平安。

最后送给同学们一句话："天行健，君子以自强不息；地势坤，君子以厚德载物"，祝愿厚朴中医杏林满园；祝愿同学们健康平安，愿有所成！

2020 年 11 月 8 日

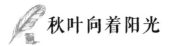

秋叶向着阳光

秋叶筛落的阳光照着路面，也照进了人的心里，暖意融融。今冬的气候有些至而不至，你看，树叶在立冬后还是幽黄而自信地向着阳光，即便随时可能坠落，但依然坦然而从容。当有一天，叶子穷尽了春夏秋冬的风热燥寒，汲取了百态赋能，必将获得脱胎换骨后的新的生命。

"只要希望和理想都在，三十岁和六十岁的人生都是一样的"，新渡户稻造在《修养》中这样写道。

《修养》是我几年前读过的一本书，记得当时很激动地、迫不及待地泛读过去了。就是因为肤浅，自以为已经领会了该书的精神要义，所以不曾去深入思考，让小聪明遮蔽了大智慧，就像这深秋里逐渐变色的树叶，摇摇晃晃地模糊了许多生命中真正的逻辑。

闲来看山是福，闲来读书是福，闲来整理书柜更是福。曾经读过的老书，每抽出一本都觉着是经典，尤其是那些曾经陪伴你认知人生、给予励志的书。比如，我又遇见了《修养》，简单翻了几页，便看见曾经阅读时勾画的我认为是颇有意义的句子，骤然思索，停留在那一刻……

衰老的真正含义是什么？是生理年龄，还是心理年龄？我想仅仅是这些还不全面，应该还有质的层面，那就是思想的深度，或者说是灵魂孵化的程度。直白地说，只要内心一直有目标，并充满希望地努力向前，无论年龄有多大，精神都不会"衰老"。当然，它属于那些能自我唤醒与生俱来的智慧的智者，甚或圣贤。遗憾的是：理想还是属于少数人的。"知识可以传播，智慧却不能转让"，真正的阴阳圆融的人也就成了凤毛麟角。很多人在人生的路上走着走着，就把理想变成了欲望，甚至变成了贪婪。

有的时候，随着生命之树的年轮一圈一圈地扩展，同心圆越来越厚重而颇具沧桑，犹如岁月的风霜除去了不少肤浅的情绪，铅华不再，生命本来的意义便在升华中实现了高阶的回归。所以，人生也是一幅太极图，无数的阴阳变化，时而荡气回肠，时而缄默沉寂；时而穷途末路，时而峰回路转，宛如《易经》之错（卦）综（卦）复杂。太极人生的前半段如春夏阳升阴降，跌跌撞撞，生龙活虎，却有一阴潜藏制约，故"势不可用尽，福不可享尽，便宜不可占尽，聪明不可用尽"；而太极人生的下半段如秋冬阴长阳消，没有了春的浪漫、夏的盛装，却有弱阳相伴，"表现逼近老迈的圆熟与慈和的智慧。它知道人生的有限故知足乐天"（林语堂），满怀信心和希望对待每一次日出日落，对待每一天黎明的逝去和夕阳的短暂。太极里能量的变化充满了神奇的魅力，阴阳消长，纠缠无端。

我想，珍爱生命，就要认认真真地对待生命中的每一个瞬间，用积极的心态接受生命中的一切阴晴圆缺，因为经历后便都成为过往，这是人生常态，唯有生命之树常青。即便你身不由己地收获了一些堕落或者是狡黠的智慧，抑或在面对个人利益时变得有些卑微，但骨子里的善良不能变，这是底线。

秋叶向着阳光……

2020 年 11 月 11 日

与茶同行记

　　2020年11月7日到9日，国家会议中心举办了2020年茶博会。11月7日是周六，孩子约我一起走进了茶的"小天地"，我也是平生第一次这样零距离和"茶系列"亲近，并在茶香中醉了五官，忘记了时间和周围的世界……

　　茶博会展台以室为单元，几乎每家展厅的四周都设有展柜，陈列各类茶饼、沱茶、散茶等成品，还有目前比较时尚的新会陈皮，那可是价格不菲。更有茶具展厅，紫砂永远都是茶具中的翘楚，还有陶质和瓷质的杯和盏，流光溢彩，令人目不暇接。茶宠也让我欢喜，惟妙惟肖的造型令人不由得喜上眉梢。总之，茶博会汇聚了茶文化产品的万紫千红，不虚此行。

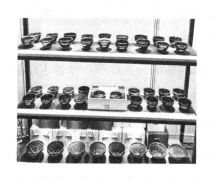
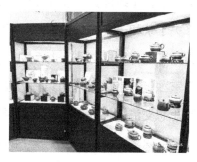

　　当然，最重要的环节就是品茶，每间展厅都有不少茶客，我也是其中之一。一圈下来，同样价格、品类的茶汤，尤其是普洱和福鼎白茶，还是那些本土的商家颇具特色，他们的茶叶品种虽然单一，

但自种自制，来自原生态，且价廉物美，加上他们操着家乡的口音，一张张毫无修饰的黝黑脸庞，以及眼神中藏不住的质朴和率真，便给清澈的茶汤增添不少亲和的味道，所以喝起来回甘更快。当然，茶并不是贵的就好，而是适合自己的就好。

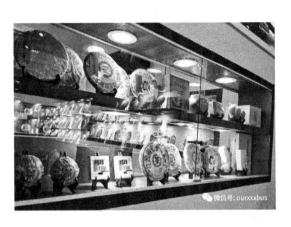

回想起来，与茶结缘还是有些硬道理。家有算是个文化工作者的孩子，尤其喜欢和茶打交道，我也就经常蹭喝蹭赏，听他娓娓道来关于茶和茶人的那些事，渐渐地，我们这百姓人家小小的茶台变得越来越有生机，品茶也就成为家庭生活的一大趣事。母亲永远是自家独生子当之无愧的第一粉丝，为了保持茶文化气息经久不衰，让思想交流更加充分，让亲情更加和谐深厚，除了必要的"口袋"支持，更重要的是能跟上孩子的文化知识进阶。否则，母爱就会略显苍白，只靠吃喝是不行的，形不成家庭主流文化氛围，哈哈。于是乎，我也有意识地了解一些茶文化知识。这不了解不知道，一开卷竟然发现自己好没文化。还号称自己是学中医的，但茶作为一味特殊的道地药材，我居然从来就没有搞清楚过。前两年一直想恶补一下茶的知识，但忙碌中只能蜻蜓点水地过过眼瘾，并未入脑入心。偶尔看看《茶经》，也只是"初识"唐代大师陆羽，知"神农尝百草，每日遇七十二毒，得茶而解之"。感谢2017年，在昆明工作一段时间，可谓大饱眼福，昆明真是遍地花卉、遍家茶，开了眼界，普洱佳茶从此深入我心。哈哈，那时见茶就喝，见茶就看，很开心的。也不知道累计喝了多少升，品了多少样，总算能略微分辨出"红、黄、黑、绿、青、白"六类茶的味道，但还是停留在浅尝辄止的阶段。喜欢一样东西或者人就是这样，都需要时间和实践，尤其茶在天地间有数千年之久，哪里是几年或者十几年就能悟出真谛的呢？

有句话很有道理："好茶自己会说话。"好茶越品越会有味道。是的，茶的生命从来就是永不消失的，只不过变换了另一种生命方式而已。随着年龄的增长，对我来说，茶不仅是养生慧命的载体，也是去病养心的良药。茶有寒热温凉，可入卫气营血，通达脏腑经络，不同的茶，在不同的季节，便可以调平阴阳，防治兼顾。当然知茶喝茶必知己，最好的医生是自己，还是那句话：在合适的时间，选合适的茶，用恰当的水温，便能调出一壶疗效循序渐进的茶汤，慢慢品，喝透了，滋味自然就出来了。

茶如人生，人生如茶。好茶品久了便生了情分，好人处久了自有好"味道"，茶树依然在山顶上饱吸天地之气，这些树既能凌风傲霜，也有甘露滋养，坚实强壮而不乏香气浓郁、韵味悠长。手握一本好书，泡一杯香茶，身边再有一个翘首茶宠，那便是来日方长的不朽。

明年的茶博会再见……

2020 年 11 月 13 日

飞雪与兰花

天是 2020 年 11 月 21 日，白天漫天雪绒花，半空融化湿沾裳；雪过枝头催落叶，满地银杏叶儿黄。真是令人心旷神怡。

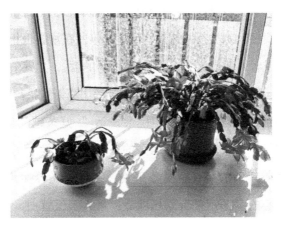

家里家外却似冰火两重天，忽然间发现，窗台上的蟹爪兰结了好多好多的花蕾，竟有一处儿悄悄地破蕾而出，桃色粉黛，傲然吐蕊，真是令人炫目惊喜。

好欢喜：白天观室外飞雪美景；晚上赏家中蟹爪兰花。

有道是：飞雪恋花自多情，兰花喜暖满目春。

是的，下雪了，春节就快到了；花开了，心里的春天慢慢复苏了。

2020 年 11 月 21 日

大雪节气、大地启暖

大雪节气了，有道是："梅花喜欢漫天雪，大地微微暖气吹。"

大雪节气了，要是有瑞雪就更好了，就能"瑞雪兆丰年"了，而且，越来越冷的天气正是进补的好时候，"当归生姜羊肉汤"加减一下食用，对于提高免疫力是再好不过的了。北京的大雪节气很少有下雪的迹象，所以天空只是有些灰蒙蒙的。还好，有阳光的日子就是好日子。

大雪节气了，是一年中倒数第三个节气，跨越时空的速度从来没变，寒冬的大地在沉寂积蓄能量的过程中，也在慢慢地催发生命的勃发，如梅花之傲雪怒放，坚韧不拔，百折不挠。春天到来时，种子的胚芽已经坚实而锐利，破土而出，然后迎接夏天的蕃秀。

大雪节气了，但北京的天气有时还是有种假象，比如，晨起时，你看着阳光妙曼地透过玻璃，斜斜地照在盛开的蟹爪兰的花瓣上，艳丽而妩媚，便遐想着室外也会有阳光的抚摸，实际上你看到的"温暖"并不是真实的感受，室外却是寒风遒劲，扑面刺骨，只要是没有被衣帽遮住的地方，尤其是缝隙之处，寒风都能精准地透过去，陡然赶走心里的那丝温暖，但又激发出人们对春天的渴望。这天气就像我们的生活轨迹一样，希望中有失望，失望中又充满希望，然后就获得了一段升华的人生境界，像剥洋葱一样，要慢慢地透过现象探究无形的本质，你会发现，事物的发展进程中，其本质是复杂而多面的，但发挥作用的却是那些无声的"穿行者"。也像这到来的大雪节气，天气越来越冷，但生灵们都在无声地做着筹备工作，期待万物复苏的春天，看不见的过程，无声的力量推动着事物从量变到质变的转化。

切开洋葱，有的洋葱的内核是清新水灵的，而有的洋葱的心是腐烂的。有时候，我们修心的关键，就是要维护一颗充满生机活力的"心"，别让它烂掉了。当然，洋葱的心如果不是有良好的胚芽和营养剂，烂掉是迟早的事。所以，修炼和保持初心是一辈子的功课。

最近，单位发了《故宫六百年》这本书。我再次看到诗人北岛的那两句诗被引用在书里：卑鄙是卑鄙者的通行证，高尚是高尚者的墓志铭。"问题是，为什么卑鄙者永远能获得通行证，而高尚者只能拥有墓志铭？"回答是："现实再烂，高尚者从不缺席。正是那些卑鄙者，凸显了高尚者的价值"。我豁然开朗。两年前我就对这两句诗颇有清晰的记忆，因为觉得寓意神秘而深刻。现在想来其实与阴阳之相互依存、相互转化、此消彼长的道理一样，它可以是两个事物或人的对比，也可以是一个个体的两面的呈现，彼此互补、均衡，就看你所处的时空、你的选择罢了，从不同的侧面而言，两者都是事物或者个体发展的作用源。终究我们喜欢看到阳光，感受愉悦。

大雪节气到了，大地始暖了。心的自由放飞，无关冷暖。"活在这珍贵的人间，人类和植物一样幸福，爱情和雨水一样幸福"（《海子的诗》）。

2020 年 12 月 7 日

雪不大，但不期而遇

昨天傍晚的雪，轻描淡写地来，又轻描淡写地去，倘若无心错过，今晨便看不到丝毫的痕迹。

家人昨晚说朋友圈里有张大夫发的雪景，应该是下雪了。伸头望望窗外，竟然没有看出来有飘雪的样子，猛然看见路灯的光晕里，确实飘着细碎如银粉的雪花。那雪花慢悠悠地飘下来，似乎还没有到达地面就消失了，我微微地闭上眼睛，贴着窗户静静地聆听，似乎听到些低吟和叹息。于是，我穿上衣服，出了门，去玩味和迎接深冬的这一份惆怅……

大雪节气并不是雪多的时候。雪下得并不大，尤其在冬夜里，下了一眨眼的工夫又停了，就像一位过客，没想轰轰烈烈地留个银装素裹的世界，也不想带走什么，从天上来，甫一触地便完成了作为雪的全部使命。生存和死亡是一个哲学问题，我深信不疑，因为二者在生命的层面上总是相伴而行。

小区里很安静，或许很多人没有注意到这场短暂的雪，地面稍有些湿漉漉的，干枯的草坪有一层薄薄的尚未融化的碎雪。一对老年人站在路边的一辆车旁，大爷用手机拍着照片，大妈在一旁观赏，好一张人到暮年、坐看云起的画面。这时想起卞之琳的《断章》："你在桥上看风景，看风景的人在楼上看你。明月装饰了你的窗子，你装饰了别人的梦。"犹如这小雪的景致一样，老人看风景，我看老人拍景的风景，评判并欣赏着，小雪装点了老夫妇的美好，而老夫妇又引起了我对生活的爱。生活在这个世界，花草树木、山水岩石，众生芸芸，谁也没有逃过《断章》。所以，一切是是非非又何必在意，看到自己的内心就好。

急生智，慢生慧。沿着小区外周的河边小路走着，或许是年龄增加的缘故，多了一份害怕摔跤的胆怯，步子比往常慢了许多，所以对周围环境欣赏得也仔细了些。先前这路边鲜花烂漫，黄红白绿的月季、玫瑰等，令人满目生辉。眼下，秋天是真的走远了，花植的枝叶干枯了，雪松松地趴在上面，呈现出另一番生命的姿态：沉寂、孤独、含蓄和低调。

忘了这句话的出处了：山的寿命是十万年。看不见生命迹象的山也有生命的变化，只是凡人俗胎，自以为是，不懂而已。看不见的别说没有，看见的也别说真有，虚虚实实、真真假假就是时空里的一幅画。没看见雪，不一定是没有下雪，或许是下在了山的那一边；看见了雪，也别以为一会儿还在，或许刹那间便消失殆尽。凡事不绝对就好，下雪与不下雪之间可以有风雨，黑白太极图中间可以有青色地带。下的是雪，你看到的雪却取决于你的内心和视野。小广场还有一对母子，在雪景中游戏，在夜景里陶醉。

静静的雪夜里，一定还有很多"手机控"在家里刷屏，据说贯通式阅读会降低人们的抽象思维能力，所以，从微信朋友圈里看到的雪景一定不如亲眼观赏的生动。伴着脑海里的雪景，回家喝茶，和孩子聊天。一天就这样过去了，收获会潜移默化地镌刻在大脑的"存储器"里，记忆就是这样，就像雪花变成了照片，那一刻便成了永恒。

2020 年 12 月 13 日

冬至动起来

"人实嗣其世，一衰复一荣"。昨天是冬至，是阳气开始启动的日子，所以走在路上时，偶尔听到一位长者说，怎么冬至都到了，但不觉着那么冷。我们百姓人家是把冬至视同大年，因为此时可以编织希望和梦想了，也是寓意着人生的许多事可以开始起步了，或者可以源于原来的基础，设计一个螺旋式上升的起点了。当然，行动和挑战也相伴而行。

北京冬至这天的气温不高，但没有风，便倍感柔和。冬装是厚重的，即使你的心再轻盈，总也有层束缚，于是淡淡的忧伤会让你抬头遥望天际，略带惆怅地叹口气。前两天，姐姐和弟弟都难过地说梦见父亲了，都说他老人家笑眯眯地问候他们，说他在"天上"过得很好。大概是太想念父亲了，也或许是我们的父亲在我们的眼里太独特了。自从父亲"走后"，我一直没有梦到过，因为我从来不认为他离开我，"走"只是一种生命能量的转化，在我心里，父亲仙逝后留下的那股力量一直都在激励和陪伴着我，只是略带哀伤……

冬至也是冬天走到极致，开始峰回路转了，一次次的寒凉温热，一次次的冬秋春夏，都不会停留。我们长着眼睛总是看外边的人和事多，却很少向内看自己的世界，内心喜欢自己的美好的、向外的一面，却忘记了自己内在的、丑陋的那一面，其实，真相是你在无意识地对照着否定的一面，才会去不断完善和改造自己，不断塑造内心的愉悦和美好。如同当下，大家都开始重视养生与健康，到处都是养生讲座和产品，看似适合自己，却不知道自己真正需要什么，知其然而不知其所以然。因为站在一个局部去看一个似乎专业领域的东西，对号入座，偏差自然就出现了，如果偏了还好，可以纠正，但如果反了，便不可逆转。我们都知道每一个人都是独特的自己，凡事不能死板教条。所以，看似简单而又不简单的道理，也是让人纠结不爽……

其实，健康和养生的立足点很重要。站在高维的层面来看，文化养生才是最根本的养生，养人比养生重要。价值观健康是身体健康的源头，从文化的学习和实践出发，养身和健康就只是文化之旅中捎带就有的收获，信不信由你。当然，冬至到了，你不妨开始读或听《黄帝内经》，那可不仅仅是一部治病的医书，我认为它是以人这一灵性的生命作为参照物，阐述上天、动植物、大地，这上中下之间的关系和规律的经典。所以上能治国、中能治人、下能治病。以小见大，以大代小，生命的规律也在其中。遵从阴阳属性，顺应四时变化，懂得五行生克，既可以治国，也可以治家，养身也就不在话下了，取舍就在其中。似乎又有些纠缠不清了吧……

冬至也是经历了春的风花明月，夏的雨洗酷晒，秋的脱茧抽丝而成就的季气。如人到中老年一般，经历了多少的欢呼雀跃，就有多少的伤痛和磨砺，或许你终于明白了，没有伤害是没有成长的，价值观有好的，也有不好的，其实人就是这样"折腾着"就慢慢地走出过往了。但是，当我们欣慰地看着自己的心智似乎在慢慢地成熟、精神变得圆融的时候，似乎衰老又在慢慢地咀嚼青春，带来一番莫名的烦躁……

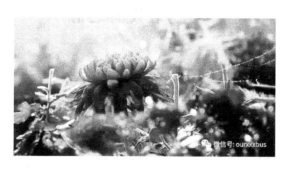

　　冬至到了，冬至是气候阴阳变化的一个代名词，如同衰老一样，青春和衰老只是象征着生命中该有的规律，而不是生命昂扬或者衰退的标志。身体变化是生命中的一个方面，而心理变化和生命价值的体现等则是更为重要的部分。"让自己根本没有工夫去留意自己在衰老，这就是保持年轻的最佳方法"（罗素）。那么，你还认为身体的衰老是生命的全部含义吗？杨绛先生 106 岁去世，一生坎坷，但从没有放弃手中的笔墨，她有一句话值得我们记住并常常鞭策：你的问题主要在于读书不多而想得太多了。哈哈，行动和懒惰之间的选择也是很闹心的……

　　冬至到了，我只想让自己再多做些力所能及的事，计划好春天、夏天、秋天……

2020 年 12 月 22 日 19 时

写在发行之前

　　编辑朱老师告诉我，我的《修心的智慧》这本书已经出了印刷厂，过几天就会在出版社的天猫官方旗舰店上架。这本书不是鸳鸯蝴蝶派的言情娱乐，而是以"直给"式书写的日记体随笔，是那些看似平常却蕴含悲喜的心路和思想的轨迹。

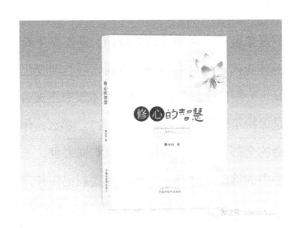

　　穿过岁月我的梦。我和所有同时代人一样，经历过"大哥大"、喇叭裤、翻盖手机、台式电脑，而现在钱包也可以不用了，一部手机就解决了支付问题，所以，去实体店的时间少了，网购成为时尚和潮流。或许因为获取知识和物品太过直接，形象思维就可以满足我们对生活和工作等方面的需要，所以我们的逻辑思维能力似乎在下降。接踵而来的心理问题不断增加，我们曾经编织的梦恍若隔世，因梦境变化而支离破碎了。于是，常常徘徊在现实和虚拟之间，患有睡眠障碍的人也多起来了，晚上辗转反侧，天明又恍然大悟，最终才意识到我们困顿在意识领域的抉择中。其实，无论世事如何变迁，物欲和权欲是人性的一面，奉献和无私也是价值观的体现，二者并不矛盾，只不过是在多一点少一点地不断校正之中，皆需"法于阴阳，和于数术"，遵循道而为之。

要活得明白，就需要成长。成长的人生会有一次次的心灵冲击，以便让娇嫩的心变得厚实而坚韧，犹如心灵在昏暗中寻找微光，冲破黎明前的黑暗，向阳而生，拥抱一个又一个明天。我把经历的故事连成一条线，就成为一段人生轨迹，曲折、丰满，而有意义。我认为非专业的写作，其实就是一个可以被借鉴的过程，既能甄别自我，又能救赎自己和他人。当笔下的彷徨沉淀出执着的精华，心就变得强大了，顺便也找回了人生最重要的东西：舒服和健康。

"久远是迷途里酝酿的酒，越陈越香"（莫言）。回眸曾经的文字，会奇怪自己怎么会写出带点思想的光的随笔，当然不能说是光芒，应该是光圈，因为写的过程中，心在一天天地回归自我，思想也在一天天地进步，但每一个时段都被束缚着，都有挣不脱的狭隘和浅薄，就像时空的能量，没有积累和张弛，就没有深化和成熟。

我感谢自己是学中医出身的，少了些西方文化舶来品的影响，心无旁骛地在中国传统文化中畅游。比如，因为文化基因的传承，慢慢地喜欢上了喝茶，而减少了咖啡的饮用。在中华优秀传统文化中，我可以不断在性命、生命和使命中选择精神家园，在养身、养心、养神中选择养生智慧，顿悟中医是一门通过涵养价值观来养生的学问，不仅要养出一个生生不息的生命状态，还要养出一个代代不衰的未来。

　　和许多同龄人一样，在 2020 年的上半年，我的生活要素基本齐全，父母、兄弟姐妹、爱人孩子、姑叔和舅姨，只是下半年父亲"走"了。父亲是对我人生影响最大的人，他是一个始终嘱咐我上进并给予我力量的家长。不过，岁月是能留住灵魂的，父亲留下的余晖已经足以激励我这个介于天命和耳顺之年的人，而且我也在慢慢地走向暮年。我希望此书可以告诉我的孩子，人要有"立功、立言、立德"的志向，即使做不到很好，也要朝着这个方向努力，这和职位高低、金钱多寡无关，而是要福泽子孙后代。

　　平日里写点小文章，读点书，如"随风潜入夜，润物细无声"般，就慢慢地改变了自己。比如，过去我以为生活是属于自己的感受，不属于任何人的看法，所以有些桀骜不驯，多看己之长，而厌人之短，不悦己也不悦人；过去我以为不在意植物、动物和山水的生命存在，后来发现，我们拥有一样的生命规律，只是在不同的时空共生共存；过去我以为朋友在心而不需要陪伴呵护，就能长长久久，后来发现朋友也是可以渐行渐远的，却都在情理之中……所以，从经历和思想中汲取营养是一种修心的方式。

　　写在发行之前。

2020 年 12 月 31 日

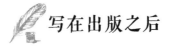 写在出版之后

　　昨天，是 2021 年 1 月 6 日，是我的生日。今年与往年不同，以往总是"到了生日又长了一岁"的慨叹，略有伤感，尤其在知天命那

年，觉得自己人生的拐点到了，青春美好要就此别过，未来就叫余生了。今年却觉得完全不一样。我似乎不再关注年龄和身体的变化，而是更加确定我的人生可以保鲜，未来值得憧憬，一切尚可重来。

昨天，是 2021 年 1 月 6 日，是我收到了回购的"新"书《修心的智慧》的日子。这本书收录的是 2018 年 8 月 7 日以前写的小短文，虽已成书，但心有忐忑，因为越早的文章，越会欠些"火候"，但读下去就会有些意犹未尽，这是我阅读这本书的感受。所以，还有近百篇 2018 年 8 月 7 日至今的文章，更具阅读的价值。我要鼓励自己，去完善它们，有机会时，再与有缘人分享。我的舅舅是一位作家，写过获奖作品《东方风来》等小说和其他类型作品，我很在意他的评价。他说："开红所作，不是作文那种为作而作，而是发自心声。文贵在真与情，开红的文首先是此，从思想性和艺术性上看，也高于一般作品，文风朴实，为真诚实意而思而念而写，同时语言细腻，逻辑性强，通篇前后呼应，谋篇布局，下笔有神韵，文与文也有连接。因心而语，实意所载，这是一处真谛。"我想，在书的序言里，我已经把目的表达清楚了。因为不懂文学，只愿通过真心表达真实。

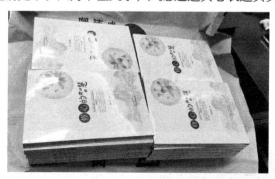

昨天，是 2021 年 1 月 6 日，是我的生日。我特别感恩一个人，那就是厚朴中医学堂堂主徐老师。不仅仅是因为徐老师这样的大师屈尊为《修心的智慧》一书写了序，更是因为遇见了他和他的学堂对我的意义。那是 2015 年，在我拖着疲惫的身心去厚朴学堂公干时，见到了徐老师，听他演讲，我开始被唤醒，跳出井底之蛙的小眼界，幡然醒悟涵养生命的真正途径和方法。接触学堂的人和事，能看到徐老师大师般外联自然界和社会，内寻思想和精神，体会他的融合格局和价值观，智慧地匹配起来，并尊崇道、法，"贵生、贵知、贵和"，开创了独一无二、适合自己的理想人生。厚朴中医学堂和徐老师是空前的，既回归中医本源的古朴，又不拒绝互联网时代的创新传播手段，既悬壶济世，又桃李满枝。他们上接天气，下接地气，独踞鳌头，却又持盈保泰，运筹帷幄。几年来，通过与徐老师的交流，不断听他的播音，以及读他的著作，我开始修正自己的价值观，并不断向着智慧的人生方向进行培养和塑造。所以，我能遇见徐老师和厚朴学堂，是多么幸运的一件事。

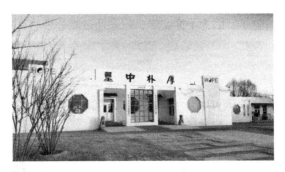

昨天，是 2021 年 1 月 6 日，是我的生日，也是我离开工作 34 年的卫健系统的第六个月的月初，生日提醒我要开始新的思考。记得

经历完筹备和保障 2008 年奥运会后，我同时分管了社区卫生、卫生应急、疾病预防控制、卫生监督等工作。我们的一位科长特别可爱，当时他的科室工作内容同时面对三位主管领导。有一次他憨态可掬又不乏幽默智慧地急匆匆来到我的办公室，边走还边念叨"不得了了，不得了了，忙死我了"，那个样子回忆起来又悦人又珍贵。说完工作，我们聊了一会儿人的是与非，记得他说：上帝为你关闭了一扇门，一定会给你打开一扇窗，得失总是平衡的。当时我说：如果窗户下面是悬崖呢？那就涅槃重生吧。哈哈，那会儿思想还是简单，后来我们在"存在即合理"上达成共识。现在他已经去了别的委办局工作，但我们的友谊延续至今。今天回忆此事，顿时觉着今年的生日也是我事业的拐点，未来生活的点点滴滴要更精彩，当然，这无关职位和金钱。

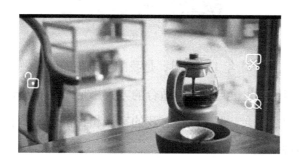

昨天，是 2021 年 1 月 6 日，是我的生日。家人和朋友有问候，但已经淡化了形式，不再围坐着吃喝祝贺。尤其是疫情以来，大家已经慢慢地改变了生活方式。疫情给互联网经济提供了试验田，开辟了广阔的前景。所以，不用面对面地祝福，那些比语言还要打动人心的动漫和画面，就已经带来了满满的祝福。晚上吃碗面，打开一位妹子快递来的蛋糕，本以为是奶油巧克力蛋糕之类的，结果却撩拨了我的眼睛，太漂亮了，一束花的形状，简直舍不得切开。满满的"花束"都是用豆沙做的，低糖可口，幸福的滋味不仅在心里，也感动了味蕾。哈哈，多么丰富的时代，充满魔幻，即便年龄再大，也要抓住时代的节奏，活出自己和身边的人都喜欢的样子，积极向上，利他惠己。

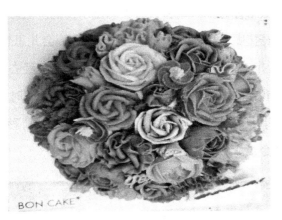

昨天，是 2021 年 1 月 6 日，是我的生日。先做能做的，要继续读书，读自己，也度自己。用适合的方式用足未来的时光，做有意义的事，回馈社会、朋友，还有我的家族和我自己。和了不起的国家一起前进……

2021 年 1 月 7 日

三九的第七天

昨天是三九的第七天，三九是冬天最冷的时节。晚上下班回家做饭，大蒜是炒菜必备的调味品，随手拿起窗台上的一头大蒜，突然发现大蒜居然已经冒芽了。看吧，天气大寒了，意味着阴阳开始转化，阳气已经慢慢地升起来了。

凡事该来的就来了，事物发展总是不能超越从量变到质变的规律。量变的过程是不知不觉的，就像这寒冬的气温，感觉到的和直观看到的不一定是真的，在体表寒冷的感知里面却包裹着温和的暖意。到"五九六九沿河看柳"的时候，生命将脱颖而出，迎来新的发展阶段，急是急不来的。

生命总是从种子开始。胚胎的最初并不那么大张旗鼓地宣告自己的到来，而是安全地、慢慢地发育成形，十月怀胎，一朝分娩，急不得。如果种子的质量好、种植的时间合适，土地肥沃，环境和谐，果实就错不了，先天禀赋好，后天就结实。一般来讲，早产的动植物都会有夭折或者是后天发育不良的风险。人生也是这样，踏入社会后，没有独自经历过伤害和挫折，成才的概率并不大。有句话叫"起得早不一定身体好"，或者是"起了个大早却赶了个晚集"，走得早不如走得远，在年轻耗得起的时候，有幸脱离依赖，主动去超越自身的局限，接触到更多的人和事，就会有机会结识伯乐，成为千里马，那些平日里韬光养晦积累的才华，便一点点地迸发出来，再遵循规律，经历打磨，方可成为人生赢家。所以，人来世上走一遭，喜怒哀乐迟早到，一切皆有可能，只是早晚的事情。有人说：条条大路通罗马。生在罗马，是少数人的命运，可遇而不可求，况且，即使生在罗马，罗马也不是一天建成的，后天的涵养是必不可少的。

有一天，一位朋友给我讲了一个故事，我很受启发。从前，有一个国王做了邻国的俘虏，邻国的一位将军剁下了他左手小指的半根指头，并把他投放到监狱里。一天，到了邻国祭祀的日子，邻国便要选一些肢体健全的俘虏作为祭品。因为被俘虏的国王缺了半个指头，便逃过一劫。后来，国王恢复了自己的王权，那位剁掉他半个指头的将军则成了他的阶下囚，但国王不仅到监狱探望那位将军，而且将他释放了。这与中国"塞翁失马，焉知非福"的故事似乎同出一辙。这个故事表达了两重含义：一是得即是失，失也是得。犹如这气候，寒包含着热，热制约着寒，寒中从不缺热，否则生命属阳，动力何在呢？幼小的生命，需要温煦的呵护，直到有了张力，便可以朝气蓬勃地生长了。二是两种境界：被动的隐忍和主动的宽容。隐忍是有尺度、胸怀大局的态度，不是丧失原则的让步，但宽容是一种修养，宽容或许改变不了别人，但会使自己更健康。不信你可以试试，哈哈。遵循道法吧，好的价值观是存在的，不好的价值观也是存在的，事物永远都在不停变化中，变化是有时间、空间、环境的法则的，急不得。

急功近利意味着可能有贪欲，有贪欲就不会持久。就像你不认识死亡是人生的一部分，你就会恐惧和焦虑。历代帝王不乏有追求长生不老者，结果导致生灵涂炭，最终难免一死。欲与不欲、生与死，相互依存，就像三九的寒与热，多一点和少一点的关系。犹如一幅黑白的太极图，站在黑白交接的青色地带时，你需要做的就是选择。人生也是一幅太极图，阴阳不断地消长变化，但不会脱离边界，那是底线。按照规律行事做人者顺达，逆之则妄为。当然，选择不是一件容易的事，需要寒与热的炼狱、苦与乐的体验。所有的遇见和选择都有偶然性和必然性，但机会只给有准备的人，因为这样的人会做出正确的选择，应了那句话：人生其实就是选择。选择在八卦里属于巽卦和兑卦，风与泽，就是风和水，正直善良、慈悲接纳之人本身就是一片好风和好水，需要时间去打造，也是急不得的。

"一九二九不出手，三九四九冰上走，五九六九沿河看柳，七九河开，八九燕来，九九加一九耕牛遍地走。"走着走着，便走出了一个艳阳天，同时也孕育着另一个秋冬。慢慢来吧，让每一段时光都不浪费。

2021 年 1 月 13 日

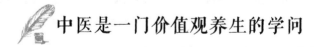 中医是一门价值观养生的学问

"痛苦源于你读书太少，但想要的太多"，这句话很有道理。一般来说，每个人读书都是有选择的，我喜欢读些心理学和传统文化方面的书，虽然读书少，但好在想要的并不多。

有一天，在读书时，突然明白一件事：中医远不是我从前理解的那样，是一门关于身心医学的学科，其实它博大精深，寓意深远，

不仅是一门修养身心、保健治病的学问，而且能从身体、心理、生命、精神的不同层面，由浅入深，由表及里，让人们能真实地领会人生目标和生命意义，从而达到既可以让山水入怀，又可以让生命浩荡的"无为"境界，所以，我认为中医是一门借助价值观养生疗愈的学问。

当然，这一切都要源于你怎样抽丝剥茧，从更深的层次领悟中医的脉络和本质。犹如"柴米油盐酱醋茶，般般都在别人家"的人间烟火融入"梅兰竹菊四季花，琴棋书画诗酒茶"的精神境界，体会外表的柔软和内在的坚韧的辩证关系。当然，中医观其外而知其内，辨其伪而求其真，其中的哲学思辨，绝不是匹夫浅尝辄止所能达到的境界。

2021 年 1 月 6 日，我拿到刚发行的《修心的智慧》这本书，网店也已上架，但我并没有在朋友圈告知或者用其他方式宣传，只是在公众号里写了文章，告诉了一些"理解"我的朋友，因为写书不是为了售出去多少，而是希望能够遇见有缘人。半个月来，网上购书的量有些超出我的预料，说起来有些愧疚，因为我是非专业文学工作者，对中医文化的理解很不够，写作更是即兴而为。

回想起来，作为地道的中医医学生，虽然后来在中国人民大学读了 MPA，有了些宏观逻辑思维输入，但对于中医的理解也只是停留在理法方药、辨证施治，对于《黄帝内经》《伤寒论》等名著的认识和临床应用也只是停留在"下医治病"的层次上，后来国家明确提出了中医"治未病"的要求，但也还是停留在对人的身体和心理的关注上。感谢分管中医的那几年，有幸接触了金世元、柴嵩岩等国医大师，以及近距离与徐文兵等大师交流，才慢慢地悟出些中医的真谛，开始有感于他们的医德和医术，尤其是他们对中医的挚爱和家国情怀。后来，在多次重读《上古天真论》时，逐渐感到了好中医不仅要宅心仁厚，还要有医术的恰当运用，道是体，德是用。用现代的语言通俗地讲，中医是对"病人"价值观进行影响和修正，进而解决疾病产生的根本问题。中医诠释了"病由心生"的机理，包含了标本兼治、治病必求其本的整体观念。

中医是中华传统文化的核心内容之一，中医思想让我作为管理者逐渐懂得了什么是"大隐隐于市"的境界。从精神层面来说，培养人们生生不息的生命状态，才是获得健康和"心流"的关键。所以，《修心的智慧》的文脉便是对中医文化的理解，虽都是拙文浅见，但的确反映了我在成长中的体会和自我救赎，确实收获了良好的状态和生活的动力。我的作家舅舅说现在读书的人不多了，一是因为获取资讯的渠道太多了，二是沉下心来读书的人少了。我想，这不奇怪，但是我相信：纸质版的书"无芳无草也飘香，石砚研飞墨染塘"，总有一些人可以和墨香相伴。因为书香对于启发思考比贯通式的手机资讯具有更加重要的意义。

对于多年来接受西方"只见树木不见森林"教育方式的国人来说，学习英语的热情远远高于学习古汉语，因此，对于很多人来说中医理论似乎很古老，有些生涩难懂，甚至不认可中医。但中医是中国人血脉里固有的东西，也会在将来成为医学的主流文化。这里我想用当归中医学堂为例加以介绍。当归中医学堂的李永明校长是一位优秀的青年跨界精英，他曾经从事 IT 行业，有幸结缘中医，便一发不可收拾地迷上了中医。他将企业管理、中医文化融入 IT 业务中，并成功登录互联网平台，几年下来，当归中医学堂将中医文化的推广和健康产品做得有声有色。在李永明校长那里，你会看见传统医学与西方文化合璧后带来的"精气神"。有一次，李校长请我去做直播，讲讲怎样读书。其实读书的目的在于通过读书学会思考，让思想不断深邃。每本书都有自己的"骨架"，只是读书的方法需要注意，如果只是浅尝辄止，就可能会错过书中最好的"风景"。《修心的智慧》一书收集的是我平时的"心路"，本不是为出书而作，但文章连续读下来，大家还是能"看见"中医文化门类的一些"骨架"，因为它写的是我在中医文化学习和实践中的成长脉络，虽然忽隐忽现、起起伏伏，但对于我在繁忙中求得闲适的人生起到了帮助作用。

读书是一辈子的事，学习中医文化更是让我受益匪浅。中医源于易理，而以道家思想为根本，是一门关于价值观养生的学问，中医通过告诉我们生命的规律和人生的道理，来指导我们的养生之法、求医之方，从而获得健康人生。

2021 年 1 月 24 日

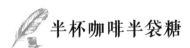 **半杯咖啡半袋糖**

今天是庚子年己丑月癸酉日，腊月十三，星期一，阳历 2021 年 1 月 25 日。今天很开心，因为今天算是在大寒节气里雪下得最酣畅的一次。每片雪花并不大，也没有典型的六角星状，但是忽忽悠悠

飘落的时候，还是非常的骄傲。落在帽子上和羽绒服上的雪花不一会儿就被我的温和融化了，融化的水滴是晶莹的，但滑落的时候却有些调皮，似乎是急着落在地面上，去听人们踩踏湿滑地面发出的吱吱呀呀的声音，以消遣在天上漫舞时的寂寞。

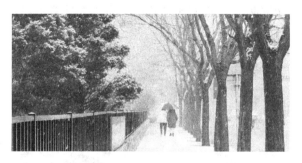

　　翻开中医同道送给我的宝贝台历："写好中国字，做好中国人。"今天台历上的中国字正好是"灵"字，会意兼形声字，金文从示（祭台），从需（下雨），会祭神求雨之意。哈哈，天降祥瑞之雪，入地行雨水之力，太有灵气的一天。爸爸留下的手表也挂在日历的硬纸架上，我感到爸爸还没有走远，又回来看我了，于是我方寸顿开，收不住的愉悦让我一脸笑颜，真是无人不喜漫天雪哈。

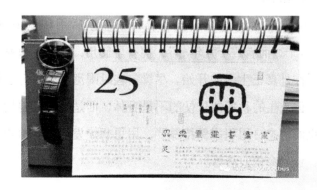

步行道边的灌木丛，在夏天就已经被修剪得整整齐齐，因为秋冬封藏的特性，所以始终保持着方方正正的样子，不增不减，不生不灭。最重要的是：它们一直保持着绿叶不衰，有点像穿过的衣服，虽然有些脱色，有些褶皱，泛些微黄，带些尘埃，但本色傲然不变。看：落上雪花的叶子反而水灵了不少，有点像是滴水观音有意洒上去的甘露，此叶福德不浅呀。

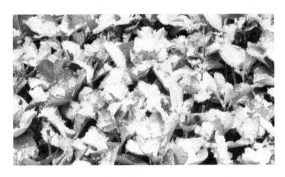

一路上可以和雪花对视，和绿叶调侃，和清新的空气亲吻，真是自在得意。我知道，"轻飘飘的旧时光就这样溜走"，我已经忘记不少春夏的好年华，只有脑海里的思绪和雪花一起飞呀、飞呀，往事其实就是如烟。

50岁以前的生命靠勤奋换心流，50岁以后用智慧乐得安心。"伯玉年五十，而有四十九年非"，拥有了阅历，明白了沧桑，每天都可以看作是真正生命的开始。尽管年轻时喝酒不醉，现在好像一杯就倒，但人生的秋冬能依仗的不是身体，而是内心，要用观花之心，赏世间百态，用积累保持尊严，用思想焕发活力。哈哈，让山水入怀，让生命依旧浩荡。

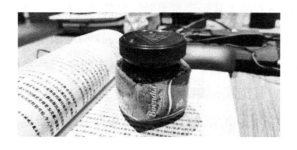

今天，在雪花飘飘的短暂时光里，我只需要半杯咖啡半袋糖。其实往后的人生短暂，省着用，可以拉长些看雪、看雨的时光……

2021 年 1 月 25 日

清澈的水珠

今天是 2 月 21 日了，还有五天便是元宵节，春节印象就像存储在光盘里的数据，成为记忆。雨水节气以来，气温时冷时热，春寒携风也不时地吹起来，很难有一个朗朗天空、阳光静好的日子。

春天肝木，有升发之性，时而也会令人入夜却魂不归于阴，睡眠质量就差了些，似睡非睡，那些潜意识里的记忆也以稀奇古怪的情景出现，场景变幻、情节起伏，时而会令人饶有兴趣，做点梦的解析。当然，每每一夜下来，梦如"演戏"般的节奏，令人有点体乏，头略感昏蒙，还好从梦中醒来，晨光已明媚轻松地舒展着，且平铺直叙地落在枕边。我转头斜颈，望望窗外，那干净的天空竟然让我看到了自己通透的心，就像一滴清澈的水珠，映出远方如海市蜃楼般的美好，一种简单的幸福。

其实，所有的人从骨子里希望回归简约和俭约，因为复杂和奢华令人辛苦而负累。想来睡在被窝里的我们是最幸福的，活在自己的世界里，做回自己；但出了被窝，走出家门，我们就会扮演不同的自己，甚至戴上假面具去面对要面对的人和事，时间长了，就分不清哪个才是真实的自己，焦虑和抑郁便不断地左右我们的情绪。

其实，每个人都有自己的主流文化，或者说是主流价值观，没有哪个人或者哪个环境能改变你，能改变你的只有你自己。犹如，很久很久了，我们只顾着低头走路，从来没有关注到周围风景的美好，直到有一天，在疲惫中伸直腰时，才发现我们的生活或工作太过于复杂化和沉重化了。实际上世界不会因你而改变，你能改变的只有你自己。即使伟人也一样，比如：鲁迅早年认为医学能助国民解脱病痛折磨，强民而强国，后来鲁迅发现"医学并非一件要紧的事，凡是愚弱的国民，即使体格如何健全，如何茁壮，也只能做毫无意义的示众的材料和看客"，所以弃医而从文。

不知道你们有没有这种感受，当我们闭眼静坐，把自己从现实中移到浩渺的宇宙里，身处繁星缓行、星宿悬坠的时空时，猛然领悟"天地不仁，以万物为刍狗"的寓意，是否有一种感悟：在茫茫天宇，天地不会在意人类的社会活动，包括人类的行为，都只是一种存在而已，如同大自然里的其他生命，遵循生生灭灭的规律，与天地无关，宇宙从不会因之而改变，亦如"圣人不仁，以百姓为刍狗"。

所以，简约和俭约好，我们可以体会返璞归真、洒洒脱脱的通透。犹如杜甫《春夜喜雨》之"好雨知时节，当春乃发生，随风潜入夜，润物细无声"；或孟浩然《春晓》之"春眠不觉晓，处处闻啼鸟。夜来风雨声，花落知多少"。这些家喻户晓的诗词朗朗上口，宽胸理气，何也？应该就是那一份读春起意的感受，不遮不掩，自由自在，像涓涓细流般简约而俭约地流淌出来，养身养心养神，天人合一。

春为甲乙木，二月"卯"出生机，勿杀伐。现已至雨水，只待惊蛰，"春雷惊百虫"，万物萌生机。用简约而俭约开个好头吧，犹如用通透的心，看那滴清澈的水珠。

2021 年 2 月 21 日

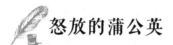

怒放的蒲公英

弃落荒坡依旧发，

无缘名分胜名花。

休言无用低俗贱，

宴款高朋色味佳。

飘似羽，逸如纱，

秋来飞絮赴天涯。

献身喜作医人药，

无意芳名遍万家。

——《思佳客·蒲公英》左河水

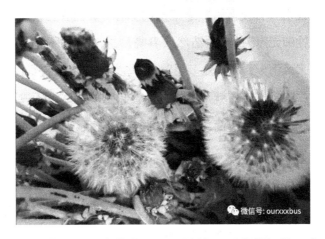

微信号: ourxxxbus

蒲公英，菊科，别名黄花地丁、婆婆丁、华花郎等，作为中药材使用时多为干品，食用或者外用则多为鲜品，具有很好的清热凉血解毒的功效。春天尚未出蕾开花的蒲公英，翠绿鲜亮，所有叶片组成圆形的"花"体，叶的阴面懒散紧地贴着地面，虽傍依着泥土，却洁净而透着苦味的清香。阳面裸露着仰望天空，虽暴露在阳光下，却滋润而颇有光泽。这是寻常百姓家春天应季的桌上佳肴，无论凉拌还是清炒，都能令人满口清爽，体会到苦中回甘的滋味。

单位同事在远郊家中有一小院，并幸有一隅菜地，据说每年都能吃上极为绿色生态的各类蔬菜，春天也有颇多的蒲公英生长。4月初时，曾经摘来一些给我，我很稀罕地拿回家，将其迫不及待地变成了一盘凉拌野菜。同事回访我时，我高兴地回馈了食后感言，于是乎，同事上周又带给我一手提袋的蒲公英鲜品，不同的是，春天的野菜是疯长的，这次的蒲公英已经有了黄色的花蕾，而且不少已经吐蕊，吃起来自然苦涩了许多，药用价值更加显著了。上班一族总是这样，对用来做饭的精力总是吝啬的，袋子里的蒲公英依旧放在阳台的角落里，还没有来得及收拾、晾干。今晨去阳台取物时，无意中瞥了一眼，居然发现了三朵小伞，昂首挺立着，向着远方，像是用花语不停地诉说，形散而神不散的球体，开朗而又倔强。袋子里并没有土和养分，这些花蕾依然能在彼此相拥的湿暖中继续展现极致的生命，像爱一样不止的浓烈。这就是蒲公英的魅力：不遗余力地奉献生命中的光彩和能量。

我从小就喜欢蒲公英。记得那时候，我还在西北兵团生活，每年春天，六七岁的我，拿上母亲准备的布袋子，去田间摘野菜，用于喂鸡鸭。所以，从小我就见过满地的顶着小伞的蒲公英，放眼一大片，白色的、紫色的，很好看，那景色镌刻在脑海里，成为儿时的记忆。当然，那个时代，蒲公英似乎没有人家用来食用，或许是有苜蓿等其他口感更加爽口的野菜。小时候对蒲公英很眷恋、很亲近，并不知道它是一味很常用的中草药，现在想来，或许是它有独特的形态和洁净的品质。

人们常说"腹有诗书气自华"，但口有幽香天地宽。蒲公英小伞始终保持着满而不空、满而不实，镂空的球体里纵横交错，随时可以让微风躲迷藏，也不贪恋不属于自己的美好，活出了胸怀和格局，活出了潇潇洒洒走一回的随性，就那么淡泊，就那么不在乎随风而逝，该来时就来，该走时头也不回。

蒲公英幼小时翠绿，成长后叶片墨绿浓厚，善于蓄积，善识时务，与春末之气相交后，怒放出生命最浑厚的精气神，不在乎生命走向秋冬，叶片枯黄而衰，只在乎风吹种子飞翔，散漫树林田间，待来年，子孙辈出，又一番勃勃生机傲然呈现。

2021 年 4 月 7 日

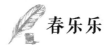 春乐乐

　　立春，不仅是四季轮回的重要节气，也是一年之始。村里人家"立春一年端，种地早盘算"，而城里工作的人多在盘算着怎样落实各类计划。有春耕才有秋收，春天是农活最忙的季节。转眼又到了清明，不停地"播种"了一段时间，发现还是有不少事就像种子找不到合适的土壤，也像飞机总在空中盘旋，没有找到停机坪，比如无障碍环境建设专项行动的推进，令人百爪挠心，但又充满喜悦。哈哈，工作总是快乐的，因为过程总是比结果更具有魅力，挑战问题的过程才是获得领悟的平台，一旦走到终点后，如果没有新的"高地"，人们往往会产生淡淡的落寞。

　　春天的阳光是暖阳，温而不火，适合每一个生物体自带能量，开辟自己的一片天空，哪怕是一颗尘埃，也会在春天的阳光里载歌载舞。有时候你会突然发现：只要继续坚守自己，就会发现每一年的春天，生命都有上升，正如：窗前日光弹指过，席间花影坐前移，一切都在道之中。近日，以前卫健单位的一位基层副职来和我交流管理工作体会，主要表达一层含义，即使自己经历了一场波折，主

要是各类人际交往出现的能力不足，对于恭谦和自卑出现了混淆的认识，自知自身性格耿直，与人相处的艺术性有差距，为了提升这种能力，刻意变得忍让和压抑，一度造成了心理压力和抑郁情绪，以为忍让就是恭谦，结果越来越不能与自己和谐相处，但是后来通过读书和思考，从低谷走了出来，非常为自己高兴。我告诉她，恭谦并不意味着刻意的忍让，因为恭谦的人是有故事的人，越是恭谦的人，内心越是强大，而忍让只是一种态度，如果没有内心的强大而不可战胜，忍让是脆弱的，就会让人变得自卑，甚至丧失自信。人的内心总是要有东西装着的，没有自信，烦恼也就乘虚而入了。又如读书，读得多了，知识储备多了，但并不代表你已经强大了，真正的领悟，是具备在实践中转化知识的效用。所以，经历的每一场负面的经历，无论是工作中、生活中、情感中，等等，都是生命给予你的馈赠，因为没有痛苦和纠结，哪会懂得幸福和快乐的滋味。要坚持读书，守住内心。上善若水任方圆，恭谦是如水一般的境界，绝不是凡夫俗子的媚俗。

春天里的风是凉的，冷而不寒，适合每一个生物体保持和中，在回顾和展望中建立起逻辑架构，工作的或者生活的。春天里，好事做加法，杀伐之事做减法，让所有的生命都温和有序地萌芽成长，如果自身不是一粒丰满的种子，自然会在夏华里凋零，或者秋天里无果。春荣秋实，一切遵从于自然法则。所以，人生要学会等一等，有些人和有些事，只要等一等，结果自然就呈现出来。不求浮华，务实求真，这也是和中的大学问。正如只有在天时地利人和的环境中，你才会有属于自己生命中的遇见。其实，用一生的经历去分析结果，你会发现正负是均衡的，阴阳相加，再加权处理，便中和为一条直线，只是过程如太极一般此消彼长，此长彼消。所以，春、夏、长夏、秋、冬，配有五果——桃、杏、李、枣、栗，以入五脏——肝、心、脾、肺、肾，人事亦如四季，按秩序一切可以期待。

春天里的花儿是色彩迷离的，艳而不娇，依次开放，先是迎春花，然后是桃花、玉兰花、樱花，等等，但是，花越繁盛的树，叶儿越短小，待花儿谢了，枝叶便自由伸展，皆遵循自然的法则，不必刻意造就。清明回到江南老家祭扫，父亲逝于他乡，最终回归故土安葬，那天清晨的江南水乡，清丽秀美，宛若仙女，清凉的空气中透着暖意，沉寂的微光中透着朗朗生机，真是天遂人愿，姊妹兄弟和孙辈们已经没有了以往的悲伤，超脱出来，与太阳相向而行，活在父辈们的希望里，一代代就这样传承和延续，不只是人丁，还有骨子里的家族基因，以及好家风带来的好环境。

"等闲识得东风面，万紫千红总是春"。春乐乐，不独乐，同乐乐。

2021 年 4 月 8 日

重在人为

我想每一种遇见都绝非偶然，因为许多智慧的原石，表面看起来可能都是平淡无奇的，但如果没有识得玉石的能力，就不会有机会将表面粗糙的原石雕刻成精美而寓意深刻的文化饰品，所以，高手首先要具备在乱石堆里辨得宝玉的能力，然后懂得玉石的历史文化内涵，最后才会迎合时代的变化，以玉为载体，竭力创造，让心飞翔。人和事物成长的本质何尝不是如此。

"在某个位置上后，全心全意地尽到与其位置相符合的义务以后，才能培养出能够尽到更高义务的能力"（《修养》）。非常喜欢这句话，它对于我的自我肯定起了重要的作用。坚持去做好自己和自己所承担的责任，无论遇见什么挑战和困难，只要坚持、坚守，"不唯上，不唯书，只唯实"，你都会找到一片属于你的蓝海，只要勇往直前地走下去，一定是人生赢家。当然，这个赢家不是以金钱和地位为标准，而是能同时具备超脱高维的精神和境界，人生便能有所归依，不断获得修养的进阶。

与友讨论仰望星空和脚踏实地的关系时，延伸出重在人为，由人事方能决定二者何者为先，或者二者兼而顾之，但决策必须与正确的价值观和科学方法相匹配，否则就会事与愿违。仰望星空是富有创造力的顶层设计，脚踏实地则是强调千里之行始于足下，但有人说前者就是和自己的上司对标对表，后者则是把过程走完。就像鹦鹉学舌，只要主人高兴了，自己能受到奖励，一顿优质的餐，或是主人大肆褒奖的言辞，便可投机取巧、得过且过，所以鹦鹉永远只是会学舌的饰品。一个人如果只满足于"唯上"，这种让自己被喜欢的感受是辛苦的，久而久之便忘记了自己喜欢什么样的自己，一个失去了自我的人、没有了思想的人，怎么可能拥有与其职位相匹配的能力呢？即使偶然愿望得逞，也不会有承担更高责任的能力，因为他没有搞清楚自己人生的目标究竟是什么，是为某个人服务，还是为一群人服务，方向错了，危害比不做更大，尤其是坏了风气。

儿子向我推荐了《反对本本主义》的一段话，现在读起来有更加现实的意义："盲目地表面上完全无异议地执行上级的指示，这不是真正执行上级的指示，这是反对上级指示或者对上级指示怠工的最妙方法。"伟人就是伟人，早已给我们做出了恰到好处的提醒。当下，有时候我们会感到没有对比就没有伤害的失落。所以，如果你是个领导者，就要做到不是为了被重视、被满意而让自己陷入被人恭维的陷阱，从而失去公德，失去了真正的履职担当。

一个人对上负责，就是要正确领会决策方向和目标，对下负责则是要面向基层，以问题导向研究创新方法，若仅用一纸命令来解决矛盾与分歧，就是隔靴挠痒。试想，当你领导团队推动某个全局性项目，面临资源统筹乏力时，就要零距离动员好那些具体落实工作的一线人员，俯下身子，让心贴近，促膝交流，一定会使他们由"要我做"变为"我要做"，真正的实效才会出来。去爱那些在一线耕耘的人，他们最熟悉自己的那片天空，虽然没有仰望星空的高度，却有脚踏实地的宽度，是他们最有办法解决好实际工作中遇到的问题，应验"办法总比问题多"的普遍规律。

金玉有本质，焉能不坚强。记得那年在昆明市政府挂职时，当地的好朋友说，有机会带我去看赌石，我欣然答应，但一直忙忙碌碌，总在期待，却变成了无期，或许好朋友也忘记了这件事，不过，未来我将会用专门的时间一睹为快。

继续 Persist in……

2021 年 4 月 10 日

芍药花与福鼎茶

芍药花是一味常用的中草药，味苦、酸，气平、微寒，有通经活血、养血柔肝之功效。5月初的芍药花，有一簇两天前来到我家，刚收到时，芍药花蕾略微干萎，我按寄花小朋友的交

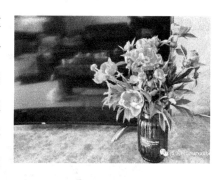

代，用深花瓶，加入三分之一的清水，花蕾果然在两天后如期默默地绽放，粉艳的花瓣优雅地舒展开，黄艳的花蕊在花瓣中露出了纯洁天真的笑靥。芍药花的花瓣只有两三层，"身形"似有单薄，也没有特殊的香气，但架不住有花苞累累，又有绿叶晶莹相伴，便在假日里撑起了一片"艳阳天"。

芍药花作为中草药的效用绝不弱于玫瑰花，只是药性不一样，一寒一温，一阴一阳，一动一静，表现出了不同的气质特征。玫瑰花香气浓郁，有些招摇，于是乎吸引了许多倾慕者，有的人明明正

217

患外感或者阴虚火旺仍泡一杯玫瑰花水饮用，却是有害无益；芍药花则不然，安安静静地走入平常人家，其晒干的花瓣，既可药用，也可代茶饮，暗香从不自放。

今年的 5 月，似乎较往年寒凉，透过窗户的阳光让人感觉很安静，但户外的风一直不停地驱赶着暖意，所以坐在家里喝一杯清茶，是一个极好的选择。春天的风燥让我感觉右侧的耳咽有些微痛，沏一壶福鼎白茶吧，清火而不伤正气，其茶汤清澈，顺手取一片芍药花瓣，放入茶汤，取其解郁通络之效。花瓣如浮萍般漂在茶汤上，一股说不出的茶香伴芍香，悠然地安抚着鼻腔，而茶汤圆润滑爽，微苦回甘，升华了我的感觉：喝的是茶汤，养的是心神。

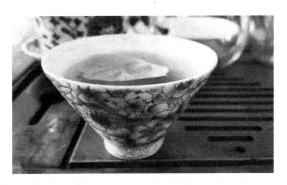

芍药花瓣慢慢地失去了红润，渐渐地沉入杯底，完成了作为茶友的生命历程，茶色也变得有所沉淀。人常言："一年茶，三年药，七年宝。"花茶与绿茶有同样的生命历程，茶树如果有了花为伴，便是有所附丽，又是一对阴阳，应了"道者，反之动，弱者，道之用"，阴平阳秘，精神乃治。当然，要配对了寒热温凉，不能盲从，图一时之快。

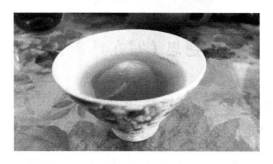

芍药是 5 月花神，又被称为将离草，感情之花，让人怜爱不舍离，有"立如芍药，坐如牡丹"的一份思念。话说明天就立夏了，今天是春天的尾端，看着盛开的芍药花，想起窗台上的花花草草，盆栽的"落地生根"已经"子孙满堂"了，就像奶奶带着一群小孙女，花盆显得拥挤不堪，于是移出两棵幼芽，令其在夏日里浪漫生长吧；还有蟹爪兰，也培植两棵幼叶，来年又可收获盆花烂漫。生命就是这样一代一代地延续，此花不会变彼花，反之亦然。当然，人生也如此而已。

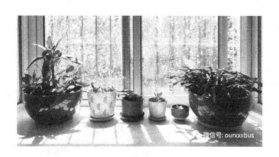

一片芍药花瓣放入一杯茶，品茶之淡香与苦涩，思人生的坚持与快乐，喝着喝着，内心就安静下来，内心因释怀而获得真正的自由，就像花儿在杯中绽放。

2021 年 5 月 4 日

逆思（写在母亲节）

周日的时光是散漫而迟钝的，即使醒来也是懒洋洋地"瘫"在床上。也可能是年龄的关系，清晨脑袋并不清爽，略有昏沉，似乎就更有理由赖在榻上。于是，习惯性摸到手机，看看时间，再看看信息，今天的信息有些超出平常的数量，打开才知道，今天是母亲节。

赶紧起床，给家人炒两个青菜，平日里，大家都忙，难得有时间认真烹饪。家人的青菜摄入量极为不足，尤其是儿子，和我们这一代人年轻时候一样，忙忙碌碌中不懂得均衡饮食的重要性。

哈哈，有儿子，必有母生喽，这是不可颠覆的、最硬的关系。餐后半小时已过，环境收拾停当，便开始我们母子最惬意的时光——喝茶。茶的确是能让人喝着喝着便静下来的"良药"。

孩子问我：喝什么茶？白毫银针？我说：很好啊。白茶主要有白毫银针、白牡丹、贡梅和寿眉，新茶偏凉，老茶性温。有研究表明，白茶可能对应的是太阴经，能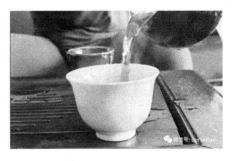疏通肺和脾的经络，刚好上午十点左右，脾经当令，喝白茶应该更为恰当。白茶茶汤清淡，微泛青色，入口即有身心融化的感觉，茶汤入胃，便别有一番滋味上心头。

不知为什么，做母亲的看着孩子总有一种心生怜爱的感觉，尤其在"今天是母亲节"的心理暗示下。其实，母亲节年年有，只是我们母子俩不常有一起坐下来的时间，所以之前的母亲节在我的心里并没有什么特殊的感觉，只是偶尔会提醒自己是母亲。今天，看着对面的孩子，有种意识在冲动：孩子怎么莫名其妙地长大了，甚至已到而立之年？正应验了那句老话，在父母的眼里，孩子再大也是孩子。年轻些的时候，总在追悔：如果多一些时间陪孩子就好了；如果在孩子小时候生病时多一些耐心就好了……记得孩子 5 岁左右，有一次高烧，我竟然把孩子放在诊室隔壁的治疗室打点滴，自己依然坐在诊室给患者看病，一上午要看几十号病人，时而也会惊觉，赶紧跑过去看看在打针的孩子。现在想来是多么的不应该，甚至在之前的很多年，这场景都是内心的一个痛点。但随着年龄的增长，这种回忆便不再伴随着内疚和亏欠。就像喝着茶汤的感觉，茶汤一道道，由青涩到浓郁，再到淡薄，儿子应该慢慢地明白，母亲也是从青年走向中年，再到老年，每位母亲都是在做母亲的过程中成长着，并在生活和工作中不断地纠结和取舍，走出一条相对均衡的曲线。因此，只要母爱永存，就不需要为那些不尽完美的过程自责什么，都是必然，而孩子永远是母亲的孩子。

孩子又换了滇红，红褐色的茶汤温暖了整个气氛。我一直想对孩子说，在未来人生的路上，不要因为总惦记着孝道而负重前行，因为比起孩子对父母的感恩，我们更需要感谢孩子。

有了孩子，我们感受到完整的人生，学做父母的过程，就是人生最好的实践；有了孩子，我们对自己有了更高的自律和自省，对生活怀有了更加深刻的期待；有了孩子，我们必须学会陪伴他们的灵魂一起成长，以便了解他们的思想和渴望，对读书和文化分享给予了更加的期待。

在母亲节，我感谢孩子，因为孩子，我没有了碌碌无为的时光，毕生只争朝夕；因为孩子，我成为一个有血亲永远相伴到老的期待，余生充满希望。想起好朋友小视频的题字：向死而生，造就未来！

学会冲泡一杯清香可口、甘中微苦的茶吧！孩子终归是因为自己想改变才会改变，所以，母亲只需要用身教言传去启发，用母爱去陪伴，余下的就是静静地看着孩子在磕磕绊绊中成长，同时释放出智慧的光芒。要有看着孩子经历雨雪风霜的定力，有故事的孩子才能赢得人生。

2021 年 5 月 9 日

茶之原

点燃炉内一檀香，白烟缭绕；笑看茶宠被水浇，呆萌可掬；一撮普洱入盖碗，笑迎朋来；一口细琢温茶汤，怅然释怀。

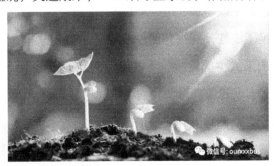

　　"柴米油盐酱醋茶"和"琴棋书画诗酒茶"中都有"茶"字，后来我慢慢才知道，此茶非彼茶。前者是寻常人家进门即喝的口粮茶，突出实用性；后者是好茶之人细品的精神茶，突出清、静、怡、和的境界。前者喝的是体舒，是养身；后者喝的是境界，是养心。当茶喝到"身心合一"，自然也就得到了最佳的品鉴。其实，管他是什么茶，用口袋里的银两，喝买得起的茶，只要有茶喝，就是在享受天人合一的那份惬意。

　　茶是一味极有养生价值和治疗作用的中药，不同的茶有不同的作用，不同的体质会有不同的反应。中医的灵魂是气，所以茶的灵魂自然是茶气，酸苦甘辛咸，五味杂陈，一如人生百味。孩子是我人生中的一杯茶，我也是孩子成长中的一杯茶，无论我的人生喝过多少"酸甜苦辣"的茶，我的孩子从未缺席过，哈哈，只是我们彼此这杯茶没得选。不管是绿茶、红茶、青茶、黄茶、白茶，或者黑茶，在不同的阶段都会经历不同的浓香或者淡泊。

　　茶人生活，母子一起"喝茶"，别有一番韵味，以茶为伴，一起起伏跌宕，一起理解事物存在的合理性，一起领悟我们看见的因和没有看见的果，或者一起分享看见了果和不知道何时种下的因，就像你看见天边的闪电，却没有看见雨水，没有听见雷声，以为天空只闪电不下雨、不打雷，其实不然，不是没有下雨和打雷，只是你不知道这雨水下在了何方、雷打在了哪里而已。人生诸多事，因果在其中，千丝万缕绪，总归在方圆。就像这茶的滋味，很丰富，背后有数不清的种茶人的故事和喝茶人的坚持。

慢慢地找一款适合自己的茶，犹如找到合适自己的生存方式，内心充满成就感。一款不同阶段喝的合适的茶，喝着喝着，不知不觉中，就能把散在世间的心绪都带回到一杯茶的境界中。心回来了，人也安静下来，感受到自己的呼吸和心跳，感受到血液像自然界的河流一样缓缓地流淌着、滋润着，经络之气也如同穿行在自然界的和煦的风，看：五脏六腑有节律地生化克制，一切回归本初，终于达成了自己与心的最和谐的状态。

尽管曾经不经意或者刻意地读了不少修心养性的书，似乎理解了书中提及的"活在当下"的含义，但因没有实际的载体，所以没有真正领悟。茶便是联结书与生活的载体，那一份活在当下的纯粹就在这茶汤之中。不再拿着手机去厕所，不再看着电视剧包饺子和吃饭，也不会在与人交流时左顾右盼，胃肠、心神等所有主体都得到了充分的尊重，疾病和困扰便不再挟持心身。

和茶相反，咖啡是把我们的心带出来游历世界。年轻的时候，喜欢咖啡的浓情和热烈，还有咖啡随性带来的清醒感和创造欲。阿拉比卡种小粒咖啡从花到果，再到烘焙成褐红色的咖啡豆，曾经为我们年轻时的奋发有为、加班熬夜立下了汗马功劳。最初觉着速溶咖啡香甜可口，方便冲泡，后来才知道，速溶咖啡是用咖啡的成分加工而成的，真正的咖啡香气却是苦中作乐的那份探究后的喜悦，是努力付出后获得的能力提高。当消耗和收获积累到一定的年龄，便需要一杯茶沉寂下来，用之前的辛苦换来后半生的享用，因为你可能拥有了足以支配未来的智慧和能力。

茶与咖啡一阴一阳，一收一放，一静一动。咖啡器皿崇尚高贵华丽，追求棱角分明，晶莹剔透，彰显奢华；茶器茶具则沉稳淡定，收放自如，低调柔韧。喝茶养性，自斟自饮最为得意。

"世界上只有一种英雄主义，便是注视过生活的真面目后，依然热爱它"（罗曼·罗兰）。爱茶、爱自己、爱生活、爱……

2021 年 5 月 19 日

小鸟喳喳

风吹黄花开，太阳哈哈笑，天气尚好，美好的一天从清晨开始。

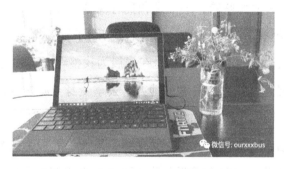

早晨上班，进大门就见保安和保洁拿着类似于拍子的物件，向楼上奔着，并且一边嘟囔："有只小鸟飞进楼里了，一直在叫，只是没有找着在哪里。"我也跟着有些兴奋，一起闻声寻找，却不见其身。呵呵，小鸟喳喳叫，嬉闹乐逍遥；一朝入"迷宫"，慌找进时门。就像顽皮的孩子，奔跑中摔了个跟头，哭笑不得，有些乐极生悲的样子。

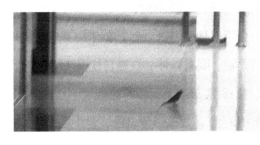

　　人与鸟儿遇见，既是咫尺，也是天涯。对我来说，这种情形似曾相识。大约是 2010 年，那时我住在单位宿舍小区的塔楼里，房屋面积不大，在装修时，把原来的空调管道口在室内封上了，但没有把外墙也封上，这样就有了一个形似洞穴的空间，不知道什么时候，一对麻雀情侣便在洞穴内安了家。洞穴在客厅的东南角，每天清晨，它们会在窗外叽叽喳喳，经常是和我对视着，没有丝毫的恐惧。我微笑着看着它们，它们对着我诉说着我听不懂但能领会的鸟语，便成为那时我生活中的常态，总是在清晨为我整理一下心情。白天它们应该是展翅飞往它们喜欢的地方，去享受身与心的自由和快乐。后来变成了四只，两只小的大概是它们的孩子。它们在我家当了两年多的邻居，后来便迁徙了。据说麻雀是唯一的极为热性的飞禽，也是一味补药，所以不需要在秋冬飞往南方避寒。岁月就是这样，没有语言，只是陪伴，又何止鸟儿。

　　只是今天清晨飞进办公楼宇的这只幼鸟，惊惶地在二楼大窗户玻璃上扑棱着翅膀，抓挠和惊叫，似乎表达着一种痛苦：看着窗外朗朗乾坤，却被囚禁着，无法冲出去寻找家人，无法融进自由的天宇。我和同事们一起引导着，它终于找到了楼梯，然后俯冲到一楼，舒展着飞出了大门。哈哈，有了阻隔，就是内外两重天。鸟儿飞出去了，即使有暴风雨，也是它必须经历的洗礼。

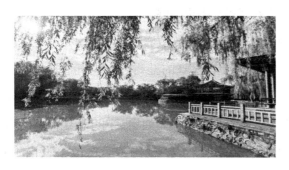

自律和自由，既是咫尺，也是天涯。"人的任何东西都可以被拿走，但有一件例外——人最后的自由，在任何环境中选择自己态度的自由"（维克多·富兰克林）。自然法则，一切尽在不言中。

2021 年 5 月 30 日

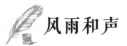 风雨和声

卧听风吹雨，晨见雨和风。风雨相伴舞，草木湿翠滴。

有了风雨的夏季的清晨，就没有了晨曦，只见树摇雨斜。昨天的新闻已预告，入伏第二天的暴雨，预计倾盆，虽并不吃惊，但已是久违。盼望这场彻彻底底的清洗，让所有该有的、不该有的都通通冲刷干净，做一次阶段性的清零，回归又一个不断攀升的、不垢不净、不生不灭的新原点。

我认为自然界最美好的和声就是风雨和声，雨降甘霖，风吹布洒，草木蛙鸟，共享滋润，成一幅好风雨，落一户好人家。自然界风雨和声是减压催眠的良乐，即是良药，因为音乐就是一味心药。

227

或许是正念不够，依旧盼雨心切，在风雨和声的夜晚，并没有睡得很香，寅时便在风雨鸟鸣声中醒来。

今年为辛丑年，空气中弥散着热蒸寒湿的黏腻，赶紧拉开窗帘，推开窗户，让视野没有丝毫的挂碍，让灵气通透，以饱览大自然"风雨无阻，风雨同舟"的亲密。风吹雨淋下，浓密的枝叶早已透夏三月的生机，枝干粗犷而润泽油黑，树叶千媚而葱绿华翠，"风"说：我还要再用力，天上的雾霭才能彻底吹散，地上的草木才能饱吸雨水幽而繁阴；"雨"说：吹吧，我风华正茂，希望飞到更遥远的天际，湿润更多的土地，让五谷丰登，让生灵永续。

情不自禁地闭上双眼，在床第边静坐，听着窗外的风雨和声，树叶沙沙的，偶有鸟鸣歌唱，在这个维度上，时间凝固，空间无限，车鸣犬吠就不再入心，时空背后的"大我"若隐若现。于是，我可以把一切是是非非放在时空的孤岛上，就像垃圾被扔了出去，让一切都变得轻松自在和酣畅淋漓。

孔子曰："吾十有五而志于学，三十而立，四十而不惑，五十而知天命，六十而耳顺，七十而从心所欲，不逾矩。"记得昨天和孩子说教：50岁以前靠勤奋积累资本；50岁以后靠智慧安享人生。孩子说：50岁之后靠健康。我说：只有智慧能够庇佑健康。五十知天命，当知觉悟"法于阴阳，和于数术"的真谛了。健康不等于长寿，长寿未必健康，年轻的时候经历风，也经历雨，风吹雨淋得健康体魄和心魂，魂魄具，方成"人"。回忆过往，年轻的时候似乎过于执着，没有时间观风雨而静思过，错过了很多人与事，还有好风景，但知天命之后，发现年轻时那些执着的追求和取舍，又是弥足珍贵的财富，能回归到"看山又是山，看水又是水"的境界，也能听懂风雨背后的风雨、风雨背后的喜怒哀乐，真正懂得了"看透不说透"的智慧。

入伏啦，风雨和声，调平阴阳，艾灸是非常好的保健方法。当归学堂的申武老师说，灸外关穴化三焦经湿气，灸合谷穴以排大肠经湿气；灸足三里和丰隆穴以补气化湿……总之，冬病夏治，伏天是保健养生祛病的最佳节气。还是老祖宗说得到位，道生一，"一"中必有阴阳，阴阳消长变化，调平即可。尤其是人到"秋冬"之龄，一身皮囊免不了有破损的地方。有幸的是，家人已经习惯了我在家里艾灸的行为，尽管烟雾缭绕，但得知艾灸的烟熏不仅能去屋内湿气，还能秒驱蚊蝇，大家也就欣然接受了。

最近，周末会抽出时间去那些和自己聊得来的、又有一技之长的中医同道聊聊，顺便给身上的"零件"上上油。中医同道吴院长看了我的脊椎片子说"你的大梁需要大修了"，然后又跟了一句："我可以修好。"哈哈，吴院长豁达开朗，因为病人多，他便从无周六日地工作，喜欢谈笑，尤其是他的笑声很特别，声音没有一点杂质，清脆甚至纯粹，你会不知不觉地被感染。我每每不是因为他的治疗想起他，而是被他的笑声吸引了去。哈哈，说到底，我的颈胸腰髋也需要"和声和声"，通通经络，活活气血，要在后半段人生路上心康体健，继续保持精气神，随生而来，向死而生。

风雨和声，如太极消长，相互依存，从不离轨道，道理是直的，道路是弯曲的。去年下半年，当我离开医疗卫生管理岗位时，觉着自己像一个"残障人"，到了残联工作，又觉得自己是个健全的人；

两年前曾经因一侧膝关节半月板问题坐轮椅，不喜欢轮椅，现在不需要使用轮椅时，却又觉着轮椅坐上去还是很舒服的。其实，谁又能说自己是个健全人，还是个不健全的人呢？大概都在其中吧，只是多一点或是少一点而已。

风雨和声，时停时起，时缓时疾，在继续……

2021 年 7 月 12 日